Kyrilla Spiecker · Leben und Sterben

Kyrilla Spiecker

LEBEN UND STERBEN

Über den rechten Umgang mit Sterbenden

echter

Bildquellen: Umschlag: Karsamstagsikone der Ostkirche, Pskow, 14. Jh.; Seite 40: Zodiaque; S. 48: Hans Sibbelee; alle übrigen privat

CIP-Titelaufnahme der Deutschen Bibliothek

Spiecker, Kyrilla:
Leben und Sterben : über den rechten Umgang mit Sterbenden / Kyrilla Spiecker. – Würzburg : Echter, 1989
ISBN 3-429-01209-0

Mitglied der Verlagsgruppe »engagement«

Umschlag: Ernst Loew
Gesamtherstellung: Echter Würzburg
Fränkische Gesellschaftsdruckerei und Verlag GmbH
ISBN 3-429-01209-0

Inhalt

Vorwort

Kann man vom Sterben reden, ohne vom Leben gesprochen zu haben?
Kann man bewußt sterben, ohne bewußt gelebt zu haben?
Wenn irdisches Leben sich im Sterben vollendet, muß es die Ernte gelebten Lebens sein. Reichtum und Kargheit der Ernte hängen ab vom Saatgut, vom Erdreich, von den Witterungsverhältnissen und von den Mühen des Bauern. Ernte setzt Keimen, Wachsen und Reifen voraus. Die Saat kann erfrieren, ertrinken. Die Frucht kann am Halm faulen. Die Ernte kann ausfallen, weil nichts da ist zum Ernten.
Wenn Sterben Sinn haben soll, muß auch das Leben Sinn gehabt haben. Wer im Leben das Sterben verdrängt und im Sterben das vergangene Leben nicht wahrhaben will, hat weder richtig gelebt, noch kann er seiner Würde gemäß sterben.
Denn nur der Mensch weiß, daß er lebt. Nur der Mensch weiß, daß er sterben muß. Nur der Mensch kann sein Leben verantworten und gestalten. Nur der Mensch ist als Gesprächspartner Gottes geboren und zum ewigen Dialog der Liebe bestimmt.
Weil der Sterbeprozeß schon mit dem Geborenwerden beginnt und dem reifenden Leben gleichzeitig ist, setzt Reifen Loslassen, Einüben des Sterbens voraus.Wie wir auf jeder Treppenstufe das Standbein wechseln, um die nächste Stufe erreichen zu können, und obendrein das Gewicht nach vorn verlagern, so ist das auch bei jeder Stufe unserer Entwicklung. Weil wir bei jeder Stufe die letzte verlassen um der folgenden willen, enthält dieses Loslassen einen Sterbevorgang, der uns einübt für ein letztes Loslassen.

Was wir im Laufe des Lebens loslassen und Gott anvertrauen, ist schon bei Gott. Im letzten Lassen streifen wir das Vergehende ab. Im letzten Sterben brauchen wir leere Hände, damit Gott uns im Sterben bei der Hand nehmen kann. Im letzten Sterben empfängt Gott nicht etwas von uns – sondern uns selbst.

Im Sterben holt sich Gott das Leben zurück, das er uns zur treuen Verwaltung anvertraut hat. Gott holt es heim in den Ursprung, um es bei sich zu vollenden, um es einzubeziehen in das Geheimnis zwischen Vater und Sohn im Heiligen Geist. Im Sterben schließt sich der Kreis:

Wir kommen aus Gott.

Wir leben aus Gott. Sein Atem erhält uns am Leben.

Wir gehen zu Gott. Das ist der Sinn unseres Menschseins.

Die letzte Voll-Endung des Menschen ist Gottes Werk – wenn wir die Tür des Todes durchschritten haben.

Erst angekommen bei Gott, werden wir ganz Mensch sein (Ignatius von Antiochien).

Erst angekommen bei Gott, werden wir gleichgestaltet dem Herrlichkeitsleib des menschgewordenen, gekreuzigten und zum Vater erhöhten Menschen Jesus Christus, der Gottes Sohn ist. Dann werden wir unverhüllt, »mit enthülltem Antlitz die Herrlichkeit des Herrn widerspiegeln und so verwandelt werden in sein eigenes Bild von Herrlichkeit zu Herrlichkeit durch den Geist des Herrn« (vgl. 2 Kor 3, 18).

Dann aber bedeutet recht leben: bewußt auf die Vollendung hinwachsen.

Dann aber bedeutet recht sterben: voller Spannung und Freude den Herrn erwarten, der im Tod uns erwartet, um uns voller Freude in seine Arme zu schließen – für immer.

Leben – was ist das?

Leben – was ist das? Es umgibt uns von allen Seiten. Leben, das aufhört, bestürzt uns. Wo neues Leben sich äußert, werden wir froh. Doch erklären, was das ist: »Leben« – das können wir nicht. Das kann bis heute kein Mensch, mögen wir auch mit dem Lebendigen umgehen, als seien wir Schöpfer des Lebens.
Leben ist uns voraus. Leben finden wir vor. Wir können es weder erfinden noch herstellen. Leben kommt immer aus Leben. Der Reaktionsablauf der Natur setzt Leben voraus, wenn Leben sich entwickeln soll von Stufe zu Stufe.
Dann aber muß vor allem Leben in unserer Schöpfung einer da sein, der selbst Leben schlechthin ist, um Leben zu schaffen. Selbst atheistische Forscher, die einen Schöpfergott leugnen, müssen zugeben, daß sie die Entstehung von Leben nicht erklären können, daß das wohl unerklärbar bleiben wird.
So ist die entscheidende Aussage über das Leben, daß es von einem kommt, der das Leben in Fülle in sich hat, der Leben schlechthin ist. Die Menschen aller Zeiten und Kulturen haben ihm die verschiedensten Namen gegeben. Wir nennen ihn Gott. Das Geheimnis Gott ergründet kein Mensch.
Wenn Leben aus Gott stammt, dann hat es teil an diesem Geheimnis. Dann ist der Mensch, die Krone der Schöpfung, auch nicht erklärbar. Dann bleiben seine Herkunft und seine Existenz Gottes Geheimnis.
Im biblischen Schöpfungsbericht tauchen wir ein in dieses Geheimnis, das bis ans Ende der Weltzeit jedes Menschenleben umschließt: »Dann sprach Gott: Laßt uns den Menschen machen als unser Abbild, uns ähnlich ... Gott schuf also den Menschen als sein Abbild; als Ab-

bild Gottes schuf er ihn. Als Mann und Frau erschuf er sie« (Gen 1,26–27). Der Parallelbericht schildert, wie Gottes Atem, den er in die Nase des Menschen blies, diesen zu einem lebendigen Wesen machte (vgl. Gen 2,7). So hat das Leben des Menschen eine andere Qualität als das Leben der übrigen Schöpfung.

Dennoch hört alles Geschaffene einmal auf. Alles Geschaffene geht wieder zugrunde, mag auch die Lebenszeit unterschiedlich kurz oder lang sein. Irdisches Leben ist an die Teilungsfähigkeit der Zelle gebunden. Sobald sie erschöpft ist, beginnt der Sterbeprozeß, der mit dem Tod endet.

Wir unternehmen heutzutage alles, um das Geheimnis Mensch zu erklären, zu definieren, zu analysieren. Wir versuchen, den Menschen Gott zu enteignen, ihn in den Griff zu bekommen, ihn nach unseren Vorstellungen zu verbessern, umzufunktionieren, zu manipulieren. Unsere Versuche verbreiten schon jetzt Panik, weil die Folgen unseres Größenwahns apokalyptische Visionen heraufbeschwören.

Wir können Leben nicht herstellen. Doch wir gehen mit Leben um: Wir können es weitergeben im Generationsprozeß. Wir können es hegen und pflegen, damit es sich voll entfalte. Wir können es verkümmern lassen und töten. Wir können es verbrauchen, mißachten, mißhandeln.

Es gehört zum Wesen des Lebendigen, daß es Phasen durchläuft, sich von Stufe zu Stufe verändert, ohne seine Identität und Einmaligkeit zu verlieren. Weil jeder Mensch Person ist, einmalig und unersetzbar in seiner Identität und Würde, kann kein Mensch durch einen anderen ausgetauscht werden wie ein Maschinenteil. Der Zweitgeborene kann den Erstgeborenen nie ersetzen.

Um so erschreckender sind die Vorhaben der Gentechnik, den Menschen in seiner Identität zu verändern, mit der Begründung, Erbkrankheiten eliminieren zu können; Duplikate von Menschen herzustellen (Genies aller Art); Menschen dem jeweiligen Bedarf angepaßt zu konstruieren. Das sind Eingriffe in die Genzusammensetzung, in die Einmaligkeit und Identität des Menschen.

Was jeder aus dem empfangenen Leben macht, ist nicht nur vom Erbe, vom Elternhaus, von Erziehung und Bildung abhängig. In allen Schichten gibt es einseitig entwickelte, reife und unreife Menschen, Pragmatiker und Wissenschaftler, Menschen, die ganz sie selber geworden sind und solche, die trotz ihrer Vorzüge menschlich nicht ausgereift sind.

Mit dem Wort Leben verbinden wir Tätigkeits- und Eigenschaftsworte. Wir sagen: Er hat sein Leben ausgeschöpft – vertan – vergeudet – verschwendet – verwirkt – ausgekostet – ausgelebt – erfüllt. Oder: Er hat sein Leben aufgegeben – gesegnet – verflucht – weggeworfen. Wir sprechen vom blühenden, welkenden, unerfüllten Leben. Wir sagen, einer sei vom Leben geprägt, gezeichnet. Wir nennen ein Leben geruhsam, gehetzt, arm oder reich, gelebt oder ungelebt. Wir sagen, der eine habe etwas, der andere nichts vom Leben gehabt. Wir kennen Lebensminderungen und Lebenssteigerungen. All diese Aussagen über das Leben werden von einer Beziehung, einer Erfahrung, einer Optik, einer Situation, einem Wertsystem, einer religiösen, soziologischen oder politischen Grundhaltung bestimmt. Deswegen können sie mit dem Urteilenden wechseln.

Wenn Leben empfangen und wieder zurückgegeben wird, können wir nicht darüber verfügen, als sei es Besitz, den wir selber erworben haben. Dennoch haben wir seit Kain über anvertrautes Leben verfügt. Die Geschichte der Menschen ist mit Blut geschrieben.

Nur manchmal wird uns bewußt, daß Leben reines Geschenk ist. Nur manchmal danken wir dafür: bei der

Geburt eines Kindes; nach einer schweren Operation, in der es um Leben und Tod ging; bei einem Verkehrsunfall, der uns selber verschonte; am Sterbebett eines lieben Menschen.

So verschwenderisch uns auch Leben in der Schöpfung begegnet – es ist immer begrenzt. In der Gefährdung wissen wir es zu schätzen. Oft genug gehen wir leichtsinnig damit um. Immer ist ungewiß, wieviel Zeit uns noch bleibt.

Anvertrautes kann man nicht ohne vertraute Beziehung zum Spender des Lebens ver-antworten. Geschöpfliches Leben kann man nicht ohne den Schöpfer sinnvoll gestalten und dankbar zurückgeben. Ob mein Leben gelungen ist, kann ich nur ahnen. Beurteilen kann es nur Gott, der es mir gab und es wieder zurückfordern wird. Er will es verwandeln und vollenden im Geheimnis des Ursprungs.

»Keiner von uns lebt sich selber, und keiner stirbt sich selber: Leben wir, so leben wir dem Herrn, sterben wir, so sterben wir dem Herrn. Ob wir leben oder ob wir sterben, wir gehören dem Herrn« (Röm 14,7 ff).

Warum gibt es den Menschen?

Wir finden uns vor. Wir haben uns unsere Eltern nicht ausgesucht. Wir wurden nicht gefragt, ob wir leben wollen. Wir werden auch nicht gefragt, ob wir sterben wollen.
Unverfügbares steht am Anfang und am Ende eines jeden Lebens. Weist das nicht über den Anfang und über das Ende des Lebens hinaus? Unverfügbares entzieht sich unserer Ein-Sicht.
Unverfügbares umschließt unser Leben. Ist das nicht Bergung? Wir müssen die Geschlechterfolge der Menschen – Generation um Generation – zurückverfolgen, dann geraten wir irgendwann an den ersten Menschen der Schöpfung. Dann geraten wir an den Schöpfer des Menschen, der ihm zuvor den Lebensraum schuf, in dem er gedeihen konnte, in dem er atmen, sich ernähren, lustvoll leben konnte. Das Geschöpf Mensch bringt eine neue Qualität in die Schöpfung: das Bewußtsein, den Geist, die Freiheit zu wählen und sich frei zu entscheiden.
Vor allem Anfang ist einer, der die Schöpfung kraft seines Werde-Wortes ermöglicht. Das Wie schlägt sich in unterschiedlichen Evolutionstheorien nieder. Entscheidend ist allein der CREATOR SPIRITUS, der alles in Gang bringt. Der geschaffene Mensch erfährt früh seine Abhängigkeit, seine Endlichkeit, seine Bedrohtheit, sein Angewiesensein auf den Lebensspender und Lebenserhalter.
Diesem Schöpfergeist haben Kulturen und Religionen aller Zeiten Namen gegeben. Der Name an sich enthält jedoch nicht den Geist. Aber er meint ihn. Wie sonst könnten Menschen ihn anrufen, mit ihm in Beziehung treten!

Ein Name, der Gott *enthielte,* würde Gott dem Anrufenden ausliefern. Doch ein Gott, der sich manipulieren ließe, wäre kein Gott mehr. Er wäre in meiner Gewalt. Ich könnte ihn gebrauchen, ausnützen, nach Bedarf einsetzen. Gott wäre mein Sklave – ich sein Herr. Magie meint, Gott manipulieren zu können. Auch der die Schöpfung manipulierende Mensch meint, den Schöpfer überlisten zu können.

Gott hat sich jedoch dem Menschen zu erkennen gegeben, um ihm zu sagen, *wer* er für sein Geschöpf ist, *wie* er für den Menschen da sein will, *was* er von ihm erwartet. Gott hat ihn auch wissen lassen, wie lieb ihm sein Geschöpf Mensch ist, wie das Geschöpf mit seinem Schöpfer im Austausch leben darf.

Aber wie kommt der Schöpfer dazu, die Schöpfung und den Menschen zu wollen? Gott, der vor allem Geschaffenen ist und nach allem Vergehen unverändert und ewig in sich selber ruht, ist doch von Wesen her Fülle schlechthin, ohne Begehren und ohne jeglichen Mangel. Braucht der vollkommen glückliche Gott neben sich etwas, was weniger ist als er selbst? Kann eine Schöpfung eine Ergänzung zum Ganzen sein? Dann müßte sie einem Mangel abhelfen. Was kann Gott bewegen, etwas aus sich herauszusetzen, das unvollkommen, das endlich ist?

Gibt es nicht auch beim Menschen Beweggründe, die nicht vom Mangel, vom Bedürfnis, vom Habenwollen bestimmt sind? Gehört nicht die Liebe zu diesem absichtslosen Mehr? Liebe drängt uns zum Lieben. Liebe will nichts für sich haben. Liebe will teilen, will teilgeben. Wenn Gott solche Liebe in den Menschen gepflanzt hat, dann muß er selbst Liebe schlechthin sein. Ist Liebe nicht vom Wesen her schöpferisch, erschafft sie nicht immer neu Gedanken der Liebe?

Dann aber entspringt der Mensch einem göttlichen Wunsch, den sich Gott selber erfüllt hat. Dann ist der

Mensch ein Geschöpf, das die Züge des Schöpfers trägt, das begabt ist zu lieben, Gesprächspartner Gottes zu sein, aber auch befähigt, sich Gott zu verweigern. Denn Liebe ist immer ein Angebot, das der Mensch in freier Entscheidung annehmen oder ablehnen kann.

Wenn Gott den Menschen mit seinem Angebot so »liebend gern« glücklich machen will, dann kann sich Menschsein nicht in einem geglückten oder verunglückten Leben erschöpfen. Dann kann sich Gottes Interesse am Menschen niemals erschöpfen, verändern, erlöschen. Dann ist der Mensch für Gott kein Spielzeug, das, beschädigt oder langweilig geworden, durch andere ersetzt werden kann. Dann bleibt auch der »kaputte« und »zerbrochene« Mensch in alle Ewigkeit Gottes geliebtes Geschöpf. Dann hört Gottes Sorge und Hilfe für den Menschen nie auf, mag er sich auch verirrt und verfehlt haben und seinem eigenwilligen Untergang zutreiben. Deshalb hat der Schöpfer schon vor der Schöpfung seinem Geschöpf den Erlöser zugedacht (vgl. Eph 3,9; Kol 1,20), um ihn aus dem selbstverschuldeten Unheil zu retten.

Aus Gottes Händen ging eine gelungene Schöpfung hervor. Auch die Krone der Schöpfung, der Mensch, war keine »Fehlform«. »Gott sah alles an, was er gemacht hatte: Es war sehr gut« (Gen 1,31). Erst in seinem vermessenen Alleingang hat der Mensch mutwillig sein Leben zerstört. Gott aber läßt sich nicht aus dem Konzept bringen. Er gibt den Menschen nicht auf, er überläßt ihn nicht dem Verderben. Er läßt nicht von ihm ab. Gott verwirft nicht seinen Entwurf Mensch. Er wird ihn gemäß dem Plan seiner Liebe vollenden. Gott läßt nichts unfertig. Wie eine gute Mutter kann auch Gott das mißratene Kind nicht fallenlassen, nicht vergessen. Der Mensch ist und bleibt Gott kostbar. Deshalb läßt er den eigenen Sohn Mensch werden. Unsere Rettung kostet den Retter das Leben.

Der »bis zur Vollendung liebende« Herr rettet durch seine Lebenshingabe unsere Zukunft, unsere Vollendung bei Gott. Erst dort ist unsere Bestimmung am Ziel. Erst dort ist der Traum Gottes vom Menschen erfüllt. Erst dort werden wir ganz Mensch sein und Gottes Herrlichkeit spiegeln. Erst dort werden wir in ewiger Seligkeit ahnen, weshalb uns Gott seit Ewigkeit liebt.
Wenn der Mensch seinem Schöpfer so wertvoll ist, wie können Geschöpfe dann über den Wert oder Unwert eines Menschen befinden? Wie können wir von lebenswertem und lebensunwertem Leben zu sprechen wagen? Unsere Herkunft und unsere Bestimmung sind *göttlichen* Ursprungs. Sie allein verleihen dem Menschen seine unantastbare Würde. Wir sind göttlichen Ursprungs und zur Lebensgemeinschaft mit Gott berufen – unabhängig von Alter, Gesundheit, Geistesverfassung und Schädigung aller Art. Es gibt keine Kriterien, die irgendeinen Menschen ermächtigen, ungeborenes, beschädigtes, krankes Menschenleben zu töten.
Natürlich kann ein Mensch, der sein Leben leid ist, »Schluß machen«; nur ist das ein Kurzschluß! Zwar kann der Mensch in freier Entscheidung über sein Leben verfügen, es nutzen oder vertun. Dennoch muß er sich dafür einmal verantworten.
Kein Mensch kann jedoch über seinen Schöpfer befinden, der jeden einzelnen Menschen schon immer und für immer gewollt hat. Gott bleibt dem Menschen unverfügbar und un-einsehbar.
Trotz unseres Verhaltens hat Gott uns in seine Hand geschrieben. Er läßt keinen Menschen aus seinen Augen, er entläßt keinen Menschen aus seinem Herzen. »Denn in Christus hat er uns erwählt vor der Erschaffung der Welt« zur Gemeinschaft mit Christus im Himmel (vgl. Eph 1,4). Seit Ewigkeit, in alle Ewigkeit sind wir göttlich geliebt.

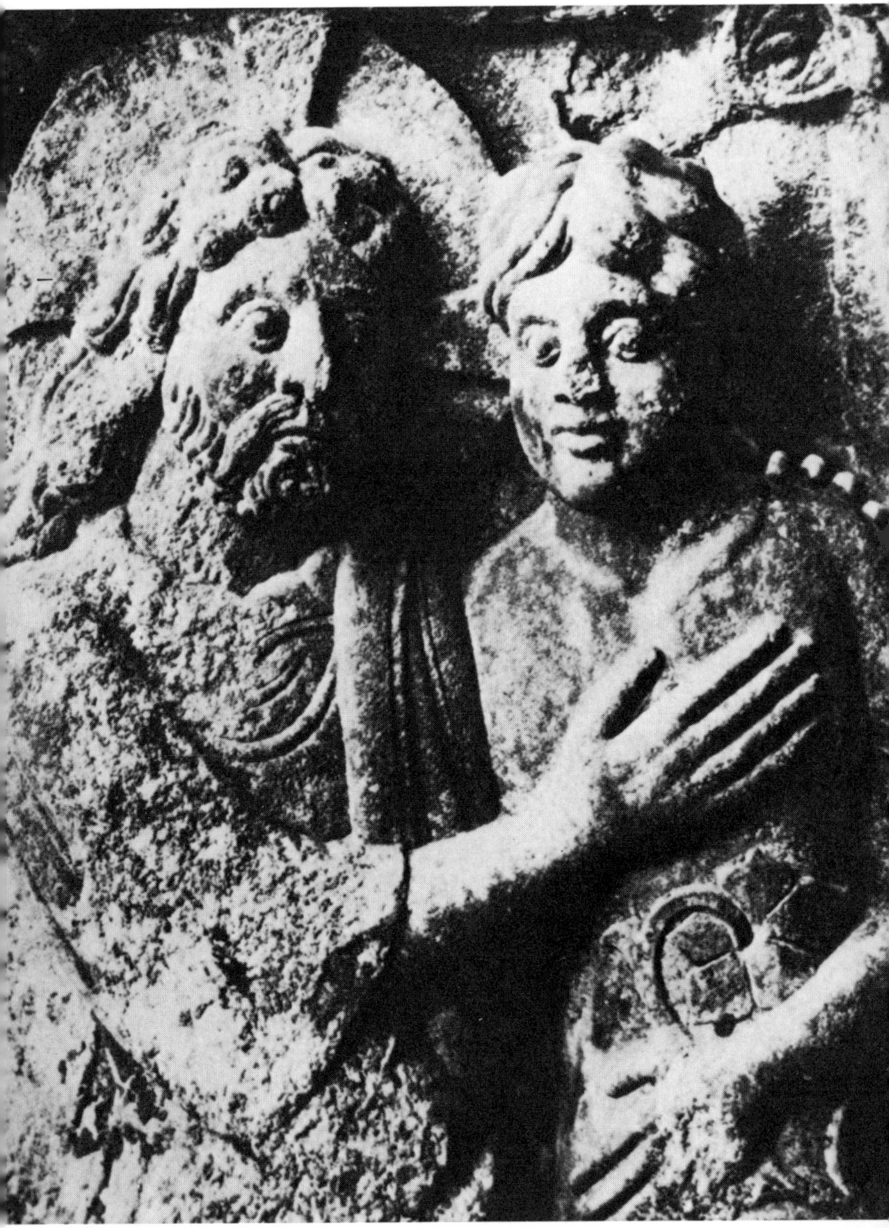

Adam ist seinem Schöpfer
wie aus dem Gesicht geschnitten.
Uns sieht man unsere göttliche Herkunft
kaum an.
Dennoch ist unser Menschsein
erst im Ursprung vollendet.

Erschaffung Adams (Santiago de Compostela)

Warum muß der Mensch sterben?

Das Schicksal, einmal sterben zu müssen, ist vom Schöpfer allem Lebendigen in die Wiege gelegt. Dieses Todesurteil begleitet uns wie ein Schatten von Geburt an. Wir verdrängen es, bis wir ihm ungefragt konfrontiert werden. Krieg, Katastrophen und Krankheit fragen nicht nach Alter, Begabung und Herkunft, wenn sie junge Menschen hinwegraffen. Wir aber beginnen zu fragen: Warum so früh? Warum so unsinnig? Warum überhaupt? Ist Sterben wirklich lebensnotwendig? Wäre nicht eine andere, eine bessere Schöpfung denkbar, in der es keinen Tod gibt?

Das sind Fragen, die Wehklagende stellen. Das sind Fragen wie Träume vom Paradies. Das sind Endzeitvisionen Israels. Das ist Jahwes Verheißung für Israel: »Ihr sollt euch ohne Ende freuen und jubeln über das, was ich erschaffe. Denn ich mache aus Jerusalem Jubel und aus seinen Einwohnern Freude. Ich will über Jerusalem jubeln und mich freuen über mein Volk. Nie mehr hört man dort lautes Weinen und lautes Klagen. Dort gibt es keinen Säugling mehr, der nur wenige Tage lebt, und keinen Greis, der nicht das volle Alter erreicht; wer als Hundertjähriger stirbt, gilt noch als jung, und wer nicht hundert Jahre alt wird, gilt als verflucht. Sie werden Häuser bauen und selbst darin wohnen, sie werden Reben pflanzen und selbst ihre Früchte genießen. Sie bauen nicht, damit ein anderer in ihrem Haus wohnt, und sie pflanzen nicht, damit ein anderer die Früchte genießt. In meinem Volk werden die Menschen so alt wie die Bäume ... Sie arbeiten nicht mehr vergebens, sie bringen nicht Kinder zur Welt für einen jähen Tod. Denn sie sind die Nachkommen der vom Herrn Gesegneten und ihre Sprößlinge zusammen mit ihnen ... Man tut nichts Böses mehr und begeht kein Verbrechen auf meinem ganzen heiligen Berg, spricht der Herr« (Jes 65,18–25).

Der Gottesspruch verheißt keine Unsterblichkeit – aber das Sterben ist in ungreifbare Ferne gerückt und auch alles, was Lebenslust und Schaffenskraft mindert.

Lebenwollen, Schaffenwollen, Genießenwollen ist an viele Voraussetzungen des Leibes und des Geistes geknüpft, die unterschiedlich verteilt sind und mit der Zeit abnehmen. Ganz abgesehen von Mitmenschen, die mir das Leben unlebbar machen können – oder ich ihnen. Dennoch erschrecken wir vor dem sicheren und gleichzeitig so unvorhersehbaren Tod. Auch wir würden ihn gern in ferne Zukunft verbannen.

War auch der paradiesische Mensch sterblich wie wir? Weil die Schöpfung mit dem Menschen – Gott ähnlich – abgeschlossen war, besteht keine Veranlassung zu glauben, daß er in der Frühzeit seiner Geschichte unsterblich gewesen sei. Mögen wir uns auch im Laufe der Geschichte weiterentwickelt haben, mögen wir unsere geistigen Potenzen auch noch weiterentfalten – in der Schöpfung ist das Erlöschen des Lebens von Anfang an vorgesehen.

Das ist die physiologische Ebene unseres Lebens. Auf der geistig-seelischen fragen wir anders. Gottes Geschichte mit uns, unsere Erlösung durch den menschgewordenen Gott und unsere Vollerlösung bei Gott lassen Rückschlüsse zu. Müßte der ganz in Gott verankerte Mensch, der aus dem Austausch mit Gott lebt und handelt, seinen Tod nicht wie einen Phasenwechsel erfahren? Würde ihm Sterben nicht zur ersehnten Vollendung, zur Krönung seines irdischen Lebens?

Doch die Geschichte des paradiesischen Menschen mit Gott bricht vorzeitig ab, weil er ohne Gott, aus Eigenem unsterblich werden will. Aus Eigenem will er ein Gott sein, aus Eigenem will er ein Paradies schaffen.

Die geweckte Begierde hat die Einheit mit Gott zerstört und die Sehnsucht nach Gottes Antlitz erstickt. Die erwachte Begierde zerstört auch die Gemeinschaft mit anderen, weil sie dem anderen nicht gönnt, was ihm das Leben lebenswert macht. Jetzt stirbt der Mensch durch den Menschen. Jetzt ist nur noch das Leben auf Erden begehrenswert. Der Stärkere reißt das Habbare an sich. Mit dem Tod ist ihm alles vorbei. Sein Himmel ist leer. Darum gibt es kein Leben jenseits des Todes.

Jean-Paul Sartre und Max Frisch haben dramatisch gestaltet, wie Leben ohne Verwandlung vorstellbar ist: In seinem Stück »Bei geschlossenen Türen« spielt Sartre das ausweglose Beieinander verschiedener Menschen durch, die ohne Nacht, ohne Ende ihrer Schuld konfrontiert werden und einander beschuldigen. Erbarmungslos will einer auf Kosten des anderen leben. Sehr schnell verwandelt sich anfängliche Höflichkeit in einen mörderischen Kleinkrieg, der das unentrinnbare Zusammen zur Hölle werden läßt. »Die Hölle, das sind die andern«. – Max Frisch schildert im »Triptychon« Verstorbene, die ihr bisheriges Leben in alle Ewigkeit weiterleben, ohne sich ändern, ohne Erfahrung sammeln zu können, ohne reifer zu werden. Das Drama ist eine Variante dieser Horrorvision vom unsterblichen Menschen.

Die Bibel berichtet das ernüchternde Ergebnis vom Aufstand gegen den Schöpfer. Als dem Menschen die Augen aufgingen, erkannte er, was gut und was böse war. Er hatte das Böse erwählt – und will nicht zurück in die Liebe des Anfangs. »Dann sprach Gott, der Herr: Seht, der Mensch ist geworden wie wir; er erkennt Gut und Böse. Daß er jetzt nicht die Hand ausstreckt, auch vom Baum des Lebens nimmt, davon ißt und ewig lebt!« (Gen 3,22). Mit der Vertreibung aus dem Paradies bewahrt Gott den Menschen davor, in seiner unersättlichen Begierde unsterblich zu werden. Denn fortan wird der Mensch immer wieder der Versuchung zum Bösen erliegen. Immer neu werden sich Menschen von der Faszination des Widergöttlichen anziehen lassen. Immer neu werden sie dem Sog der Begierde nicht widerstehen können. Der Mensch würde sich mehr und mehr zu einem Monster entwickeln. Das Versagen nähme kein Ende.

Das Sterben, die Vernichtung alles Vergänglichen bewahrt uns davor. Sterben beendet alles, was ein Leben beinhaltet hat. Das Sterben beendet Macht und Ohnmacht, Reichtum und bittere Armut, Erfolg und Mißerfolg. Der Tod nimmt alles mit, was keinen bleibenden Wert hat. Doch alles, was aus lebendiger Gottesbeziehung geblüht und Frucht gebracht hat, ist schon als eingebrachte Ernte bei Gott.

Sterben ist die notwendige Voraussetzung für unsere Vollendung bei Gott. Denn unser unvergängliches Leben, das an Gottes Herrlichkeit teilhat, ist von anderer Art, von anderer Qualität als unser zeitliches, vergängliches Leben. Kann dann Sterben nicht Gnade sein, Pforte zum Paradies?

Mensch werden durch Loslassen

Wie soll Lassen ein Wert sein, wenn uns pausenlos beigebracht wird, was wir haben müssen? Redet Werbung aller Art uns nicht ein, daß wir immer mehr verdienen, immer mehr produzieren, immer mehr kaufen, immer mehr verbrauchen müssen, damit es keine Stagnation in der Wirtschaft gibt? Werden wir nicht belehrt, daß unsere Lebensqualität mit dem Luxuskonsum wächst und nur befriedigte Ansprüche und erfüllte Wünsche Leben lebenswert machen?

Ärzte und Psychologen machen andere Erfahrungen. Sie erleben an ihren Patienten, wie Menschen an dieser Konsumwelt krank werden. Es sind Menschen, die dem Leistungsdruck nicht standhalten können. Dennoch möchten sie sich leisten können, was »in« ist, was »man« unbedingt haben und besitzen muß, um konkurrenzfähig zu bleiben.

Ärzte und Psychologen erleben Menschen, die in ihrer Entwicklung steckengeblieben sind: die einen, weil sie sich bewußt oder unbewußt weigern, erwachsen zu werden, um nicht die Last der Verantwortung tragen zu müssen, die anderen, weil Mitmenschen und Umwelt eine gesunde Entwicklung verhindert haben. Jeder von uns kennt solche Menschen, denen der Antrieb zur Ausfahrt ins Unbekannte genommen oder verkümmert ist.

Wenn Goethe vom »stirb und werde« spricht, dann meint er diesen Ablösungsprozeß, der Neues ermöglicht. Wir beobachten ihn in der Natur als Gesetz des Lebens: an der Generationenfolge im Tierreich, an den Jahreszeiten, an der Folge von Blühen, Fruchtansetzen und Ernte. Was sich nicht dauernd erneuert, stirbt ab.

In den Entwicklungsphasen, die jeder Mensch durchlaufen muß, reden wir nicht vom Sterben oder Loslassen. Aber was bedeutet denn der Übergang von einem Entwicklungsstadium zum nächsten? Diese Nahtstellen und Umbrüche in jedem Leben sind immer aufs neue schwierig und fordern heraus. Die Betroffenen wie die Umwelt erfahren es: den Wandel vom herzigen Säugling zum trotzigen Kleinkind – vom braven Schulkind zum pubertierenden Jugendlichen – vom wilden Studiosus zum verantwortungsvollen Berufstätigen – vom jungen Familienvater zum gefragten Ratgeber – vom beginnenden Kräfteverfall bis zum Greisentum. Der Phasenwechsel kann abrupt oder schleichend sein. Immer aber fordert er Loslassen, Zurücklassen, Abschiednehmen, Trennung. Nie darf der Blick am Vergangenen haften bleiben, darf festgehalten werden, was einem früher zustand. Ureigenes, Liebgewonnenes muß zurückbleiben, damit Neues werden kann. Jede verlassene Stufe ermöglicht die nächste. Jede durchlebte, durchlittene Phase bereitet die folgende vor, dient ihr als Grundlage und Nährboden organischen Reifens.

Da jedes Loslassen eine Art Sprung ins Ungewisse ist, müssen wir unseren Mut zusammennehmen, um ihn zu wagen. Das Neue ist ja nicht greifbar wie das, was wir loslassen, was uns vertraut, was uns lieb war, was uns Sicherheit gab. Wer den Absprung nicht wagt, fällt allzugern in frühkindliche Verhaltensweisen zurück: Greifreflexe, Haben- und Nicht-mehr-los-lassen-Wollen. Oft sind Verlusterfahrungen Auslöser dazu. Ängste aller Art bauen emsig an unserem Gefängnis, ummauern unsere Freiheit und verwandeln uns in Gefangene. Was zuerst als Absicherung und Selbstschutz gedacht war, entartet unbemerkt zu einer unkontrollierten Besitzanhäufung, zum Bedürfnis, sich einzurichten und damit unbeweglich und träge zu werden. Das einmal Erworbene und Erreichte muß um jeden Preis erhalten, wenn nicht vermehrt werden.

Solche Mentalität verändert den Menschen. Solches Verhalten hemmt jede Art von Entwicklung. Das Wort »loslassen« löst panische Angst aus. Deshalb wird alles verdrängt, was Loslassen fordert: Alter, Krankheit und Tod. Völlig uneingeübt, fühlen sich diese Menschen im Ernstfall absolut überfordert. Ein Unfall, eine Diagnose, ein Todesfall macht sie ratlos und hilflos. Oft genug stecken sie dann den Kopf in den Sand, fliehen, leugnen die Fakten und vermehren ihre Lebenslügen um neue – als wäre das eine Lösung.

Doch gibt es auch andere Menschen, die Stufe um Stufe nehmen, die mit jeder Phase ihrer Entwicklung ein Stück reifer werden. Sie haben erfahren, daß Loslassen entlastet, befreit und entschwert. Solche Menschen werden im Lassen gelassen und bleiben offen für neues Empfangen und Reifen. Solche Menschen kennen den Wert befreiender Wahrheit. Sie lassen das Vertraute los, um an neue Ufer zu segeln.

Jedes Lassen schafft Freiraum für Gott. Hergeben wird dann zum Austausch, bis im letzten Lassen der Austausch vollkommen und im Hinübergang die Verwandlung vollendet ist: »Er in uns und wir in ihm« – Gottes Geheimnis mit seinem Geschöpf Mensch.

Sterben – was ist das?

Sterben ist ein Geschehen, dem keiner entkommt. Im Sterben entgleiten wir uns selbst. Das Sterben kann niemand uns abnehmen. Auch wenn einer für den anderen zu sterben bereit ist, muß der Verschonte dennoch irgendwann – vielleicht unter völlig anderen Bedingungen – sterben.

Sterben ist der personalste Akt unseres Lebens: Wir geben Leben, das uns geschenkt wurde, in Gottes Hände zurück. Es hat uns nie gehört. Uns stand immer nur der jeweilige Augenblick zur Verfügung. Das von Gott eingeforderte Leben ist Eigentum Gottes, uns zum Gestalten, Verwalten, Reifen und Fruchtbringen anvertraut, unvertauschbar und einmalig.

Weil niemand von der letzten Phase seines Sterbens berichten kann, können wir Sterben nur als Zuschauer, als Begleiter, als Angehörige und Freunde erleben. Das verkürzt Sterbeerfahrung auf Sichtbares: Wir verfolgen, wie der Puls schwächer wird, bis auch das Herz zu schlagen aufhört, wie dem letzten Aushauchen kein Einatmen mehr folgt. Wir beobachten, wie sich die eben noch gespannten Züge entspannen und einen Eindruck des Friedens vermitteln. Wir sehen, wie sich letztes Aufbäumen in Erschlaffung aller Muskeln verwandelt, wie der Blick starr wird und keine Kommunikation mehr möglich ist. Die Haut verliert ihre Farbe und fühlt sich kalt an. Alles ist anders geworden. Ein eben noch Lebender hat uns endgültig verlassen. Nur seine »sterbliche Hülle« ist uns geblieben, damit wir ihr »die letzte Ehre erweisen«.

Sobald wir den Tod eines Menschen festgestellt haben, sagen wir: Er ist heimgegangen – er hat uns verlassen – er ist tot – er hat es geschafft – er ist erlöst – er hat das

Zeitliche gesegnet – er hat es hinter sich – er hat ausgehaucht – er ist bei Gott. Das sind Aussagen unterschiedlichster Qualität und Herkunft. Übereinstimmend ist, daß ein Mensch aufgehört hat zu leben. Alles, was mit diesem Menschen, diesem Namen, dieser Persönlichkeit verbunden war, lebt nur mehr in der Erinnerung. Ein Toter wird aus dem Register der Lebenden gestrichen. Die vielen Wege zu den Ämtern machen es allzu bewußt.

Einen Toten bezeichnen wir als einen Entschlafenen – Verschiedenen – Verstorbenen. Wir sprechen von seinen sterblichen Überresten, seiner sterblichen Hülle, vom Leichnam. Jedes Erdbegräbnis macht das Wieder-zu-Staub-werden erschütternd anschaulich. Auf einmal werden wir in den Kreislauf alles Sterblichen in der Natur eingereiht. Der Tod macht unheimlich gleich. Er verwischt Unterschiede und Unterscheidungen, die während des Lebens entscheidend wichtig und bedeutungsvoll waren. Die Furcht vor dem Sterben wird zur heil-losen Angst, weil der Tod alles verschlingt und ins bodenlose Nichts stürzen läßt.

Was ist geschehen, daß wir einen Toten nicht mehr als unseresgleichen betrachten? Das Leben hat ihn verlassen. Seine irdische Existenz, die mit der befruchteten Eizelle begann, ist beendet. Der Mensch hat »seinen Geist aufgegeben«. Der Hirnstrom ist erloschen. Das Begräbnis bestätigt es. Wir begraben nur eine Hülle. Er selbst ist im Tod bereits von uns gegangen.

Zu allen Zeiten haben die Menschen dieses Vergehen, dieses Nicht-mehr-sein als unerträglich erfahren. Deshalb bezeugen Totenkulte und Grabstätten zahlreicher Hochreligionen den Glauben an ein Leben nach dem Tod.

Solange es Menschen gibt, muß der Mensch sterben, hat er Angst vor dem Tod. Solange es Menschen gibt, werden Menschen durch Menschen getötet, dürfen

Menschen nicht »alt werden wie Bäume«. Trotz der Massenmedien, trotz der Entfernung Sterbender aus unserer unmittelbaren Nähe, bleibt die Angst vor dem eigenen Sterben, bleibt das Töten in der Welt an der Tagesordnung, bleibt auch nach Christus das Erbe der Ureltern in Kraft.

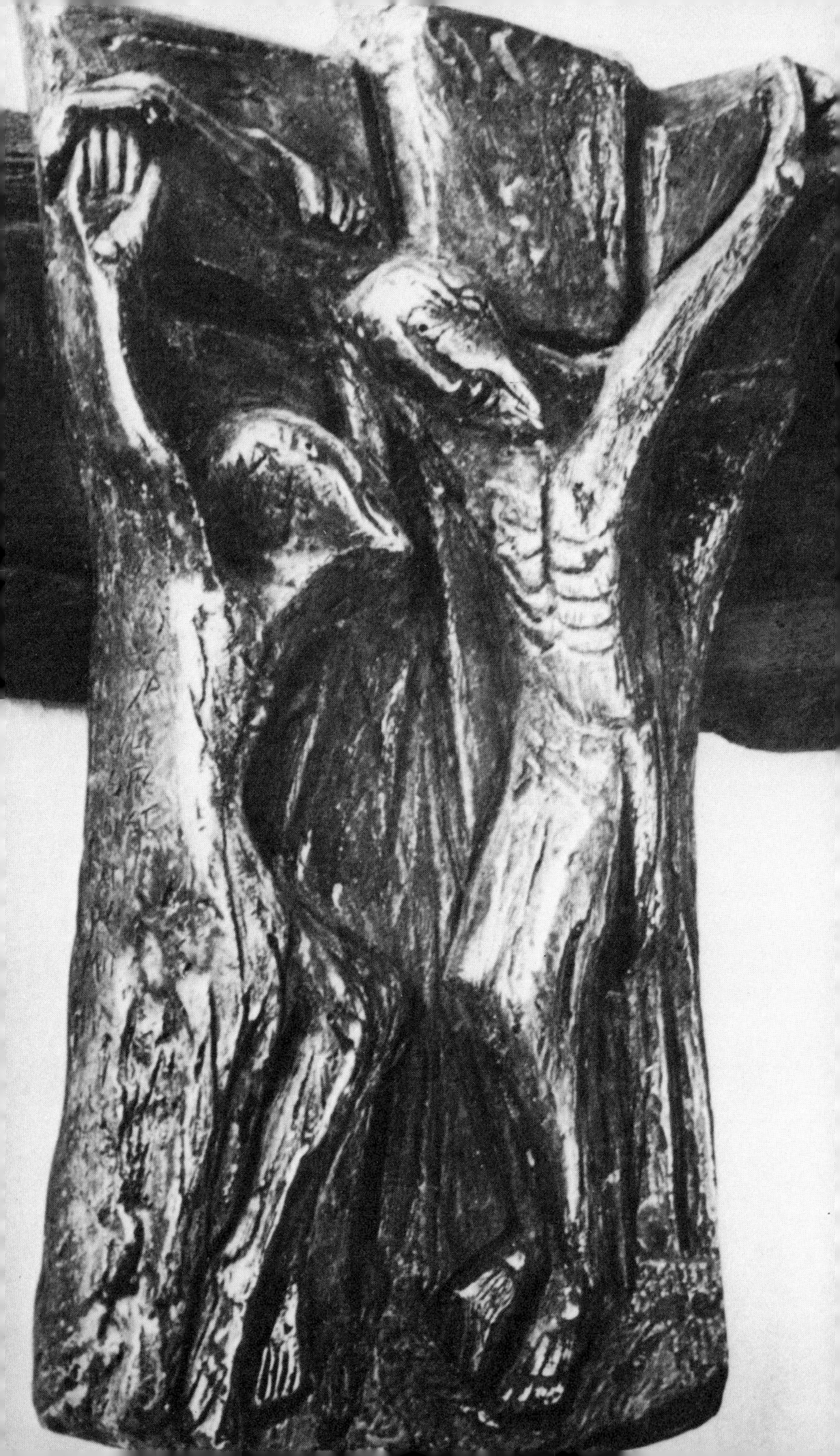

Mein Sterbegespräch
mit dem Schächer
soll dir Mut machen.
Liefere dich mir aus wie er,
und vertrau mir:
Ich erlöse dich
und schenke dir
ewiges, seliges Leben
bei mir.

Sterbegespräch (H. Schürk-Frisch, 1973)

Das Leben zurückgeben – was meint das?

Die einen nennen es Sterben – die anderen sagen: das Leben zurückgeben. Meinen beide das gleiche?
Natürlich hört mit dem letzten Herzschlag, mit dem letzten Atemzug, mit dem Erlöschen des Hirnstromes das Leben auf – das, was man registrieren, bezeichnen, analysieren kann. Aber das könnte man gleicherweise vom Tod jedes Meerschweinchens sagen, auch wenn ein Meerschweinchen seinen Tod nicht bewußt vollziehen kann; das vermag nur der Mensch.
Wenn im Tode nicht etwas von uns zurückgefordert wird, sondern wir selbst – unabhängig davon, ob wir diesen Anspruch leugnen oder bejahen –, dann vollzieht sich darin das Gegenüber von Geschöpf und Schöpfer – wie im Schöpfungsakt unserer Menschwerdung. Am Beginn unseres irdischen Daseins waren wir noch nicht zur Selbst-Besinnung, zur personalen Antwort erwacht. Inzwischen aber sind wir herangewachsen zu mündigen Menschen, die sich im Gegenüber erkennen, die sich im personalen Austausch entfaltet haben und ausgereift sind, die irgendwann über ihre Herkunft und Zukunft, über den Sinn ihres Lebens nachgedacht haben.
Der Bogen des Lebens spannt sich im Tod zum Zerreißen. Deshalb wird die Rückgabe des Lebens zum spannendsten Augenblick unseres Daseins. Wir geben uns ganz und gar aus der Hand. Wir können nichts mehr zurückfordern oder zurückholen. Wir können nichts ungeschehen machen. Wir sind uns selber entglitten. Wir haben uns fortgegeben – wir haben uns hergegeben – wir haben uns hingegeben – wir haben uns ausgelie-

fert. Das sind sehr verschiedene Weisen und Bezeichnungen desselben Sterbevorgangs. Wir können auch sagen: Eine Übermacht hat uns uns selber entrissen, so daß wir nicht mehr »ich« sagen können. An dieser totalen Enteignung, dieser Vernichtung kann auch meine Weltanschauung nichts ändern. Wir müssen zurückkehren zum Staub unserer Erde, zum Material, aus dem wir gebildet wurden, als Gott dieser »Erde« seinen Lebensodem eingeblasen hat.

Deshalb können wir nur *vorher* über unsere Vergänglichkeit reflektieren und feststellen: Vom einen zum anderen Augenblick bin ich kein Mensch mehr. Ich existiere nicht mehr – ich bin nichts mehr – ich zähle nicht mehr – keiner rechnet weiter mit mir – ich wiege nichts mehr – ich kann nichts mehr – ich habe nichts mehr.

Aber ist das denn alles? Bin ich wirklich nur Staub, der zerfällt und sich wieder mit anderem Staub der Natur mischt?

Wenn sich der Schöpfer jetzt den Lebensatem zurückholt, der mich einmal zu einem lebenden Menschen gemacht hat – hat das nicht mit mir selbst, meinem Personkern zu tun? Bin ich nicht *mehr* als bloße Materie, wenn ich von Gott her komme? Hat Gottes Schöpferatem aus mir nicht ein atmendes Geschöpf gemacht, einen Menschen – ihm ähnlich? Hat dieser Gottes-Odem mich nicht in Besitz genommen und befähigt, zu wachsen von Stufe zu Stufe, mich zu entfalten, zu blühen, Frucht anzusetzen und Ernte einzubringen? Habe ich nicht kraft dieses Gottesgeistes Erleben in Erfahrung umgesetzt, habe ich nicht Gehörtes, Geschautes, Erfühltes in ein Lied, ein Bild, ein Wort oder in einen Dank verwandeln dürfen, in ein Tun, eine Antwort der Liebe? Ist nicht alles in mir *Leben* geworden, aus mir herausgeboren wie ein Kind, das mir nicht mehr gehört, aber mich enthält?

Weiß ich als Christ nicht *noch mehr* von Gott und von mir: von Gottes Wirken an seiner Schöpfung von seinen Plänen mit uns, mit der Schöpfung? Bin ich in der Taufe nicht hineingeboren worden in die Lebensgemeinschaft mit Christus? Lebe ich nicht mit seinem Familiennamen? Hat Christus nicht vorgesorgt für meine Entwicklung als Christ durch Lehrer, die mich eingeführt haben in die Kunde von des Vaters Botschaft für uns? Hat er mir nicht den Tisch gedeckt und sich selbst geschenkt, damit ich wachse und reife: von Erkenntnis zu Erkenntnis – von Glaube zu Glaube – von Gnade zu Gnade? Hat er mich nicht mit seinem Geist erfüllt, damit ich verwandelt werde? Bin ich nicht immer mehr einverleibt worden in dieses Christus-Geheimnis? Das Gotteswort und das heilige Brot und der Geiststrom sind doch nicht totes Kapital, sondern lebendiges Feuer in mir.
Alles, was wir vom Herrn als Erbe und Auftrag vollziehen, hat immer mit mir zu tun. Die Zeichen und Deuteworte meinen immer den, um dessentwillen sie getan und gesagt werden. Was wir als Gabe zum Altar tragen, was uns von Christus als Leib Christi in die Hände gelegt wird, verwandelt *mich.* Bin ich dann nicht *mehr* als zerfallender Staub? Wenn Gottes Geist mich verwandelt, ist dann nicht auch mein Leben verwandelt und Leben *aus* dem Geist und *im* Geist geworden?
Mag ich im Leben noch so viele Rollen durchgespielt haben, im Sterben muß ich mich abschminken, damit meine Wahrheit zutage kommt: die mir von Gott zugedachte Rolle, die er mir auf den Leib geschrieben hat, der Gottes-Gedanke, der ich bin, als Facette von Gottes eigenem Namen und Wesen. Je mehr Gottes Geist mein Leben durchflutet hat, je mehr Raum er sich geschaffen, je mehr er mich geläutert hat, um so mehr hat er auch verdrängt, verwandelt, was nur »Erde«, nur »Staub« in mir war. Das Leben schwer macht das

»Fleisch«, macht die »Erde« in uns. Gottes Geist macht uns leicht, nimmt uns das Eigengewicht und alle Selbstherrlichkeit. Das Unverwandelte, das Vergängliche wird zu Staub. Das Verwandelte nimmt Gott mit.
Was geben wir im Sterben als unser Leben zurück? Vergangenes Leben läßt sich nicht speichern. Was wir davon »dokumentieren« können, ist nur Reflex, Produkt des Lebens, nicht gespeichertes Leben, das wir oft mit Erinnern verwechseln. Aber das Vergangene hat mich *geprägt*. Ich bin das Produkt meines – wie auch immer – gelebten Lebens. Was mich lebenslang geformt hat, hat auch mein Antlitz gezeichnet, ihm »Profil« gegeben. Ein Gesicht sagt nicht nur etwas über mich aus, es enthält mich. Vielleicht verstecken wir es deshalb häufig hinter einer Maske, unter einem Make-up.
Auch meine Lebensphasen trage ich nicht mit mir herum. Doch haben sie mit mir zu tun: Sie haben mein Heute ermöglicht. Sie waren Bausteine an meinem Lebensgebäude. Was einmal war, ist nicht mehr gegenwärtig; dennoch bleibt es existent als Geschehnis, als Tat, als Gedanke, als Entscheidung, als Wert oder Unwert, als Leid oder Glück, als gut oder schlecht. Allein Gott steht das Urteil darüber zu. Das Gute unseres Lebens ist unsere »Mitgift«, die schon immer bei Gott ist. Die Schuld, die wir zu Lebzeiten bekannten, hat er von uns genommen. Die Narben davon aber bleiben. Sie sind jetzt Stigmata von Gottes Erbarmen. Sie leuchten wie die Wundmale des Auferstandenen, die uns doch anklagen müßten. Verwandeltes jedoch klagt nicht mehr an, sondern leuchtet.
Meist sind wir nicht eingeübt in das Darbringen unseres Lebens. Meist sind es nur unsere Sünden, die wir im Laufe des Lebens los werden wollen. Und doch gibt es Stunden, wo wir uns Gott als Gabe dargebracht haben: im Gelöbnis der Taufe, in der Feier der Eucharistie, in der Ordination eines Priesters, in der Profeß. Wir ver-

gessen nur, daß diese Darbringung über die Feierstunde hinausreicht.
In der Lebenshingabe beim Sterben aber gibt es kein Vergessen und Zurücknehmen mehr. Da wird der »wunderbare Austausch« endgültig und unwiderruflich. Jetzt läßt uns der Herr nicht mehr los. Jetzt hüllt er uns in seinen Herrlichkeitsmantel zum Bleiben. Da wird Zurückgeben des Lebens zur Darbringung meiner selbst, Ganzopfer, das der Hohepriester unseres Lebens sich bereitet hat, das er nun annimmt, in sich aufnimmt – zum Lob seines Vaters.

Was macht Sterben schwer?

Sterben heißt absolutes Neuland betreten. Obwohl alle Menschen vor uns einmal gestorben sind, so mußte jeder doch mutterseelenallein seinen ganz persönlichen Tod sterben. Das gilt bis an das Ende der Weltzeit. Dieses Fortgehen ins Nirgendwo, das uns verschluckt wie die Nacht, aus der keiner zurückkehrt, macht Sterben so schwer.

Was hinter mir liegt, kann ich überblicken, ordnen, bewerten. Doch im Sterben greift nacktes Vergehen nach mir. Mag ich auch den Tod herbeigewünscht haben, weil ich die Last und die Schmerzen des Lebens nicht mehr ertragen konnte, sobald Sterben konkret wird, sträubt sich alles in uns. Wir schaudern vor dem Gedanken, ver-nichtet zu werden, nicht mehr da zu sein, mögen wir vorher auch noch so kümmerlich und leidvoll gelebt haben. Kreatürliche Angst greift nach uns, hat uns in ihrem Würgegriff.

Ein Tier weiß nicht, daß es stirbt. Darum kennt es auch nicht die Angst vor dem Sterben. Der Mensch aber weiß es. Er muß im Sterben erfahren, daß er Staub ist und wieder zu Staub wird. Alles in uns wehrt sich gegen eine solche Vorstellung. Denn wir haben ja erlebt und erlitten, was Leben an Freuden und Leiden, an Lachen und Tränen, an Möglichkeiten und Verlusten enthält. Wir haben bewundert, was menschlicher Geist erfunden und gestaltet hat, wie Welt eingefangen wurde in Musik, in Kunst, in Literatur, wie Gutes oder Böses Spuren in der Welt hinterlassen. Ich selbst aber soll das alles zurücklassen und vergehen wie Küchenreste auf dem Kompost?

Deshalb haben Menschen seit Menschengedenken das Bedürfnis, sich ein Erinnern zu sichern in Grabsteinen,

Mausoleen und Denkmälern. Doch letztlich bestätigen diese Erinnerungen nur die Vergänglichkeit von Ruhm und Größe des Menschen. Sie mahnen die Lebenden, daß keine Erinnerung Tote zurückrufen kann.
Das Leben geht weiter. Alle Versuche, das Vergehen zu tarnen, ändern nichts am Vergehen. Sie bestätigen nur, wie vergeblich unser Widerstand ist, wie unaufhaltsam der Verfall näherrückt.
Diese kreatürliche Angst ist unabhängig vom Glauben oder Unglauben. Denn die physische Vernichtung unterliegt dem Gesetz der Natur. Überwunden wird kreatürliche Angst nur im Glauben an ein Leben nach dem Tod. Wir finden diesen Glauben in allen Hochreligionen der Menschheitsgeschichte.
Ganz anders ist die Angst vor dem Sterben, wenn wir glauben, daß es uns einem unbestechlichen Richter ausliefert, der über unsere Zukunft entscheidet und in einem letzten Gericht die guten und bösen Taten des Menschen wiegt. Der Ausschlag der »Seelenwaage« verkündet das Urteil, das keine Berufung mehr zuläßt. Der Gerichtete empfängt Lohn oder Bestrafung. Trotz 2000 Jahre Christentum, trotz der Erlösung von aller Schuld durch den Heiland und Retter der Welt, lebt diese Angst der Sterbenden fort, Angst vor dem schrecklichen, ahndenden Richter, der aufrechnet, der abrechnet, der nichts durchläßt und jedem zuteilt, was er verdient.
Wer aber nicht an ein Leben nach dem Tod glaubt, wer sich einredet, mit dem Tod sei alles zu Ende, der muß versuchen, aus dem Leben alles herauszuholen, was an Freude und Genuß möglich ist. Er möchte, »gesättigt an Tagen«, sagen: »Ich bin auf meine Kosten gekommen. Das Leben hat mir nichts mehr zu bieten. Ich erwarte nichts mehr.« Doch wenn das Ende heranrückt, findet sich kaum einer ab mit dem endgültigen »Aus«. Der Geist wehrt sich, die Seele fordert Leben über den Tod

hinaus. Letztlich hört jeder Sterbende gern, daß nach dem Tode ein neues Leben beginnt – keine Reinkarnation, sondern ewiges, seliges Leben in Fülle.
Im Sterben ist Leben das wichtigste Thema. Denn wenn Sterben endgültiges Verlöschen meint, wird auch Vergangenes sinnlos.

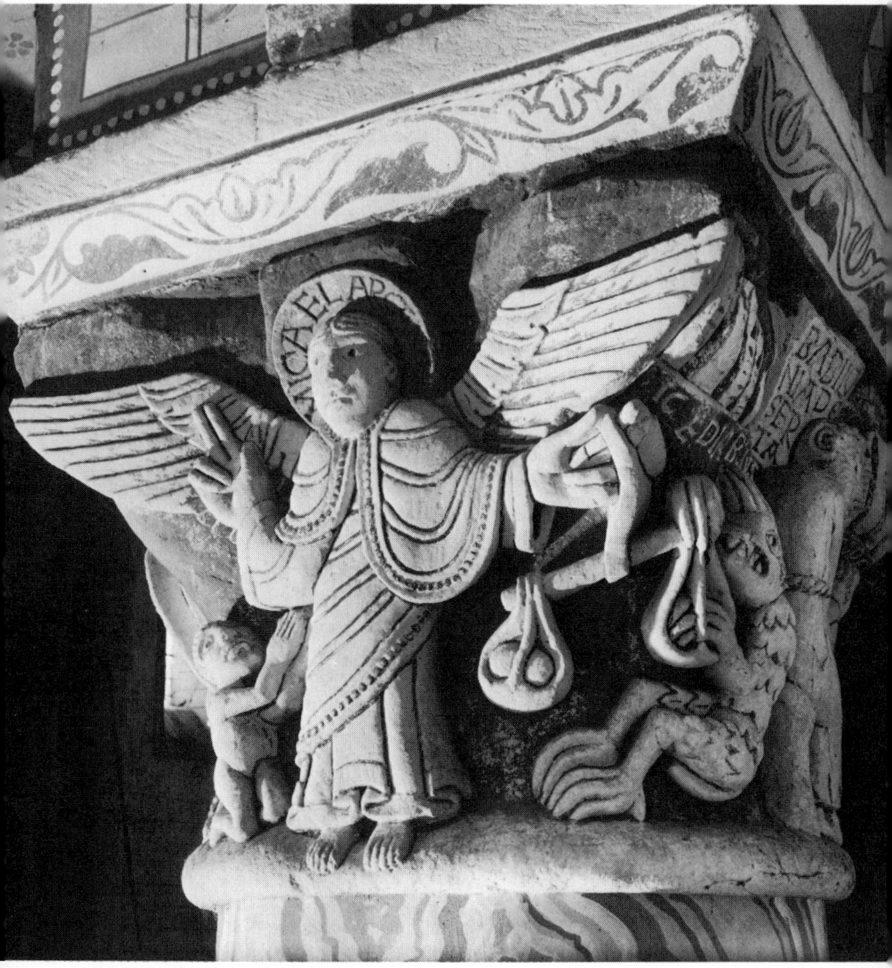

Seelenwaage (Chauvigny)

Herr,
Deine Erlöserliebe wiegt meine Schuld auf.
Ich berge mich
in Dein Erbarmen.
Sei mir Sünder gnädig!

Jesus entmachtet den Tod

Als Gottes Sohn Mensch wurde, hat er das Sterbenmüssen mitgewählt. Jesus ist keinen friedlichen, keinen natürlichen Tod gestorben. Wir haben ihn zu einer der grausamsten Todesarten der Antike verurteilt.
»Legionen Engel« standen ihm zur Verfügung, so bezeugt der angeklagte Jesus vor seinem Richter Pilatus. Dennoch hat er auf diese Hilfe verzichtet. Er hat sich uns ausgeliefert, und wir »taten mit ihm, was wir wollten«, was Menschen Menschen antun können. Die Kreuzigung gehört zur Last unserer Schuld, die er mit ins Grab nehmen wollte.
Jesus wußte, daß er einen gewaltsamen Tod sterben mußte. Seine herausfordernde Botschaft weckte bei den Gesetzeshütern zunehmend Widerstand und erforderte seine Beseitigung. Immer wieder spricht Jesus vom Weg »hinauf nach Jerusalem«, wo er den Hohenpriestern und Ältesten ausgeliefert und zum Tod verurteilt werden wird. Seine Jünger wollten nichts davon hören und verdrängten Jesu Leidensankündigungen bis zuletzt. Wenn ein Dreißigjähriger vom nahen Tod spricht, ist das anders, als wenn ein Greis sein Ende herannahen fühlt.
Das Evangelium berichtet von drei Totenerweckungen. Vom erneuten Sterben der auferweckten Menschen schweigt die Schrift. Jesus spricht vor deren Erweckung vom »Schlaf«, nicht vom Tod. Will der Herr durch diese Wortwahl schon auf die Überwindung des Todes durch sein eigenes Sterben hinweisen? Denn sowohl das Kind des Jairus, wie der junge Mann von Naim, als auch der Jesus-Freund Lazarus werden irgendwann wiederum sterben.
Nirgends wird das Sterbenmüssen des Menschen über-

spielt. Jesus nimmt es selbst auf sich. Allen, die ihm nachfolgen, verheißt er viel Leid und Verfolgung, ja gewaltsamen Tod. Für Jesus ist der Tod kein blindes Schicksal. Er sieht den Tod in Zusammenhang mit der Sünde, die selbst eine Lebensminderung ist. Darum befreit uns der Erlöser nicht nur von unserer Schuld, sondern auch von der Endgültigkeit des Todes.

Was die Menschen aus eigener Kraft loswerden wollen: Unrecht, Krankheit und Tod, was sie in immer neues Unrecht, neue Krankheit und Tötung verwickelt, hat in Jesus seinen Erlöser gefunden, der bei seinem Wiederkommen in Herrlichkeit unsere Erlösung vollenden wird. »Der Tod wird nicht mehr sein, keine Trauer, keine Klage, keine Mühsal. Denn was früher war, ist vergangen« (Offb 21,4).

Christus hat uns von allen Zwängen befreit. Er hat uns erlöst. Wer glaubt, wird schon im vergänglichen Leben Erlösung erfahren. »Ich bin die Auferstehung und das Leben. Wer an mich glaubt, wird leben, auch wenn er stirbt, und jeder, der lebt und an mich glaubt, wird auf ewig nicht sterben« (Joh 11,25–26). Und: »Wer mein Wort hört und dem glaubt, der mich gesandt hat, hat das ewige Leben; er kommt nicht ins Gericht, sondern ist aus dem Tod ins Leben hinübergegangen« (Joh 5,24). Mit solchen Zusagen läßt es sich leben und sterben.

Dennoch melden sich Einwände: Müssen wir nicht trotz Erlösung weiter sterben? Erleiden wir nicht weiter Unrecht? Fügen wir selber nicht weiter anderen Unrecht zu? Bleiben wir nicht bis zuletzt armselige, angefochtene, sündige Menschen, die viel zu viel stöhnen und seufzen, klagen und anklagen? Was ist denn so anders geworden für die Menschen, die wissen, daß sie erlöst wurden, die wissen und glauben, daß Gottes Sohn Mensch und für uns gekreuzigt wurde und verherrlicht zum Vater heimkehrte?

Ist nicht dennoch Entscheidendes anders geworden? Ist

nicht der unabänderliche Lauf der Welt und des Menschen jetzt in ganz neue Bahnen gelenkt worden? Was endgültig schien, ist jetzt Phase, Vorübergang. Was vorübergeht, braucht uns nicht mehr zur Verzweiflung zu bringen. Was aufhört – weil dann das ganz Andere, das Unvorstellbare kommt, das Gott sich seit Ewigkeit für sein Geschöpf Mensch ausgedacht hat –, können wir nicht mehr todernst nehmen. Schon Jesus vergleicht unsere Kümmernisse und Tränen mit den Wehen einer gebärenden Frau: »Wenn die Frau gebären soll, ist sie bekümmert, weil ihre Stunde da ist; aber wenn sie das Kind geboren hat, denkt sie nicht mehr an ihre Not über der Freude, daß ein Mensch zur Welt gekommen ist« (Joh 16,21). Das freudige Ereignis, die vollkommene Freude sind die Frucht dieser Geburt, der die »Wehen des Todes« notwendig vorausgehen.
Erlösung ist mehr als eine Kurskorrektur des Satelliten Erde mit all seinen Bewohnern. Wir sind in die Umlaufbahn des göttlichen Sonnensystems geraten: Die Anziehungskraft von Gottes unbesiegbarer Liebe reißt uns zunehmend hinein ins Licht, in den Ursprung, ins Leben. Wir leben auf Hoffnung hin!
Hoffnung aber spannt unser Leben. Es ist die Spannung Erwartender, die wissen, daß Leben und Sterben auf das ewige Fest vorbereiten. Alles Irdische ist nur Vorspiel für das End-Gültige, Bleibende, das keine Bedrohung, keine Trennung, keinen Abschied kennt: Wir werden immer beim Herrn sein.

Das Sterben Jesu

Der Tod am Kreuz war ein langsamer Erstickungstod, der sich über Stunden und Tage hinziehen konnte. Hinrichtung am Kreuz zählte zu den gefürchtetsten Todesurteilen der Antike. Der von Folter und Verhör geschwächte Angeklagte wurde durch Nägel an den Balken fixiert. Ein Stipes, der das Gewicht etwas auffing, sollte das vorzeitige Ausreißen der Wunden und das Herabstürzen verhindern. Der Verurteilte hing mit hochgerissenen Armen in Einatmungsstellung, wodurch er nicht mehr, oder doch nur sehr flach, ausatmen konnte. Das führte zu steigendem Lungenwasser und Atemnot. Grausamer Durst in orientalischer Sonne mehrte die Qual.

Zu den physischen Leiden beim Tod Jesu kam die Flucht der Jünger, der Spott der Pharisäer und Gaffer und die scheinbare Gottverlassenheit hinzu. Jesus wurde nichts erspart.

Markus berichtet: »Als die sechste Stunde kam, brach über das ganze Land eine Finsternis herein. Sie dauerte bis zur neunten Stunde. Und in der neunten Stunde rief Jesus mit lauter Stimme: Eloï, Eloï, lema sabachtani?, das heißt übersetzt: Mein Gott, mein Gott, warum hast du mich verlassen? Einige von denen, die dabeistanden und es hörten, sagten: Hört, er ruft nach Elija! Einer lief hin, tauchte einen Schwamm in Essig, steckte ihn auf einen Stock und gab Jesus zu trinken. Dabei sagte er: Laßt uns doch sehen, ob Elija kommt und ihn herabnimmt. Jesus aber schrie laut auf. Dann hauchte er den Geist aus« (Mk 15,33–37).

Matthäus hat den gleichen Wortlaut. Lukas und Johannes bringen Ergänzungen, wie das Gespräch mit dem rechten Schächer und das Gespräch mit seiner Mutter

und Johannes. Die Gebetsworte, die Jesus in den Mund gelegt werden, sollen noch einmal den erfüllten Verkündigungsauftrag zusammenfassen.
Ein Gekreuzigter ist so ausgetrocknet und hat so große Atemnot, daß er höchstens einige undeutliche Worte von sich geben kann.
Ist der Herr deswegen »unfromm« gestorben?
Was wir an einem Sterbenden beobachten, hängt mit seiner Grundkrankheit zusammen. Die Bewußtlosigkeit eines komatösen Patienten kann still in den Tod übergehen. Die schreckliche Luftnot eines Asthmaanfalles kann in den Erstickungstod münden. Die schmerzlindernden Mittel bei einem Krebskranken können den Tod wie ein Erlöschen erscheinen lassen. Der Verfall eines alten Menschen kann in Schlaf übergehen, aus dem er nicht wieder aufwacht. Ein altersmüdes Herz kann einfach zu schlagen aufhören. Ein Bauchverletzter kann sich vor Schmerzen aufbäumen, bis er tot in sich zusammenfällt.
All diese Weisen des Sterbens geben *keine* Auskunft über einen »guten« oder »schrecklichen« Tod des Betroffenen. Darüber entscheidet allein der Herr der Ernte. Er allein kann dem Menschen ins Herz schauen. Sicher stirbt jeder gut, der bereit ist, sein Leben in Gottes Hand, in Gottes Erbarmen zu legen. Sicher stirbt jeder gut, der zum Sterben bereit ist. Sicher stirbt jeder gut, der einwilligt in Gottes Verfügen, auch wenn er nicht begreift, weshalb Gott schon so früh sein Leben zurückfordert.
Der Herr selbst hat seinen schrecklichen Hinrichtungstod voll Qual und Verlassenheit in Lebenshingabe verwandelt. Weil er bereit war, Gottes Auftrag zu erfüllen, zu Ende zu lieben, ist dieser Verbrechertod unsere Erlösung geworden.
Nicht unsere Sinne, sondern das Herz des Sterbenden entscheidet über das Sterben. Unsere Sinne mögen vor

dem Erleben schaudernd zurückweichen. Wir erfahren aber nicht, was zwischen Gott und einem Sterbenden geschieht. Der Todesschrei des Erlösers sollte uns warnen. Er enthielt die Vollendung der Liebe: der Liebe des Sohnes zum Vater – die Liebe des Sohnes zu uns armseligen Menschen.

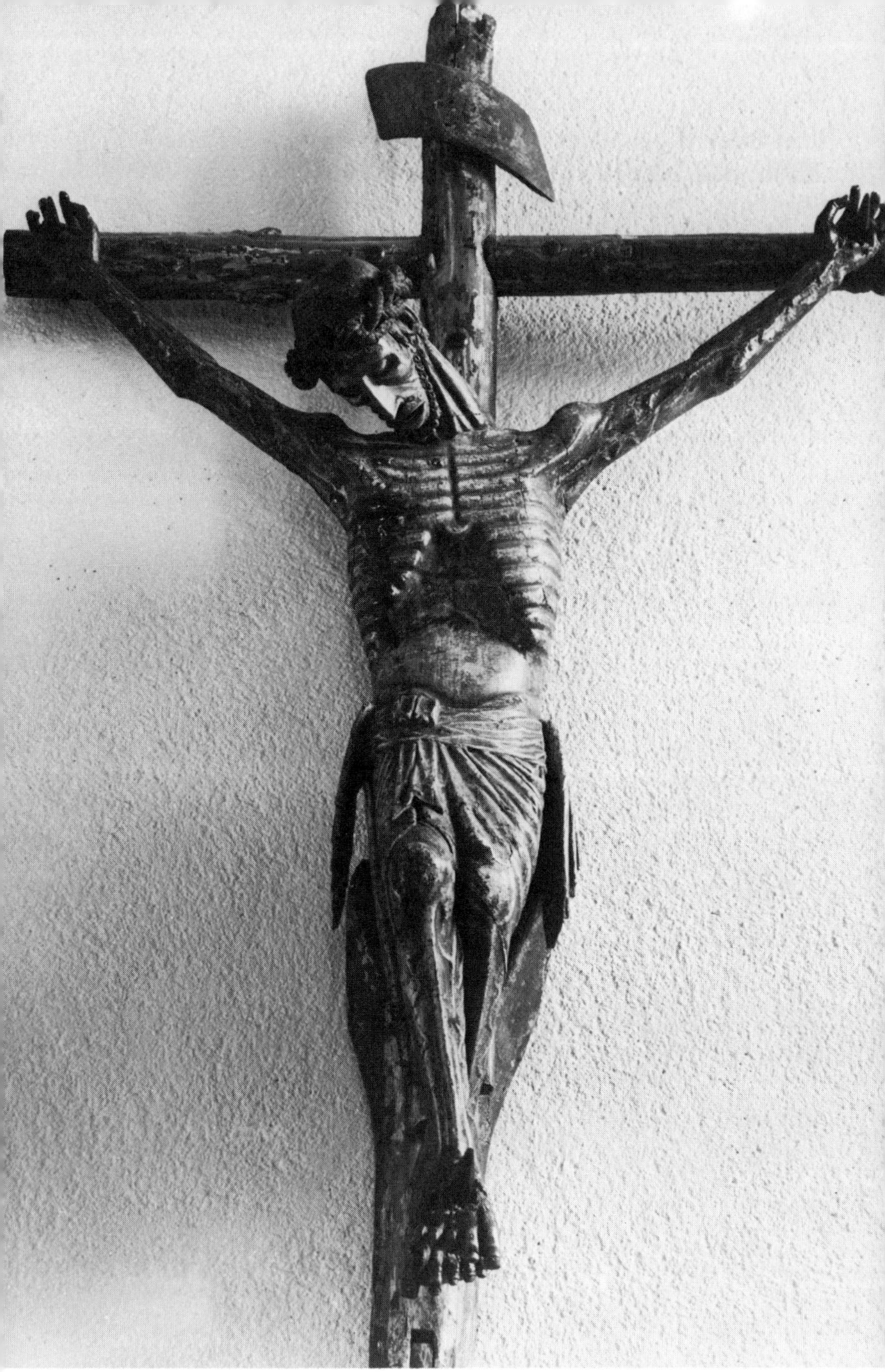

Herr,
du stirbst einen schrecklichen Tod.
Du leidest grausame Schmerzen.
Du ringst vergeblich nach Luft.
Mit einem lauten Schrei
hast du deine Liebe
zu uns voll gemacht
und uns erlöst.
Ich sterbe hinein
in den Abgrund deiner Liebe.

Christus von Perpignan (Köln 1307)

Was und wer uns im Tod erwartet

Im letzten Aushauchen kehrt der Lebensatem zum Lebensspender zurück. Im »Kuß des Todes« holt sich der Herr über Leben und Tod das Leben zurück.

Die Kunst hat dem ausgehauchten Leben gern die Gestalt eines Kindes gegeben, das über dem Entschlafenen von Engelhänden emporgetragen wird. Mag der Tod in der Literatur und in der Malerei auch oft in der Gestalt des Sensenmannes und als »Bruder Hein« auftreten – ein Gerippe ist keine Person, sondern ein Leichnam. Der Tod ist ohne personale Existenz, ohne Herz und ohne Gesicht. Er ist ein Ereignis – mehr nicht.

Weil Sterbebegleiter aber nur dieses Ereignis erleben, weil sie ausgeschlossen sind von der Begegnung des Heimgehenden mit dem lebendigen Herrn, weil sie an der Schwelle zurückbleiben müssen, darum erleben sie nur, was im Diesseits, im Sichtbaren geschieht. Sie können nur den physischen Sterbevorgang verfolgen, das Auslöschen des Lebens im Tod.

Aber es ist nicht nur das Vernichtende, das wir schon zu Lebzeiten fürchten, es ist noch mehr die Herrlichkeit des lebendigen Gottes. Weil wir vor Gott nicht bestehen können, haben wir Angst. Dieser geheimnisvolle, unheimliche Gott weiß alles, bringt alles ans Licht und wird Rechenschaft von uns fordern. Wer kann vor Gottes Antlitz bestehen?

Ist unsere Vollendung wirklich das Resultat einer Abrechnung? Vollendung ist weder durch Leistung erreichbar, noch wird sie durch unser Versagen unmöglich. Sie ist reines Gottesgeschenk. Erkennen wir nicht im Laufe des Lebens, daß nichts Gottes Prüfung standhalten kann? In beste Absichten schleicht sich Unlauteres ein. Oft erkennen wir erst im Rückblick, was wir anderen

schuldig geblieben sind; wie oft wir nicht nur versagt, sondern uns selber versagt haben, weil wir zuerst an uns dachten und unsere Pläne nicht durchkreuzt werden durften.
Christus hat uns aus diesem Dilemma erlöst. Er hat das Gericht, das uns richtet, auf sich genommen. Als er durch unsere Schuld am Kreuz sterben mußte, hat er die unsere getilgt. Seine Verurteilung und Hinrichtung ist unsere Erlösung geworden. Seine Liebe bis zur Lebenshingabe am Kreuz hat uns gerecht gemacht. Das war der Auftrag des Vaters. Deswegen wurde Gottes Sohn Mensch. Weil wir Gottes gute Nachricht abgelehnt haben, hat er unserer Bosheit seine bis in den Schandtod reichende Erlöserliebe entgegengesetzt. Dafür hat der Vater ihn auferweckt und eingesetzt zum Herrn aller Mächte und Gewalten, zum Herrn des Himmels und der Erde. Darum erwartet uns im Tod unser *Erlöser.* Darum erwartet uns im Tod der auferstandene Jesus, der Christus, der Gottes Sohn ist und in alle Ewigkeit Mensch bleibt.
Zeit ist nicht mehr. Raum ist nicht mehr. Keine Nähe und keine Entfernung. Kein Früher, kein Später – nur das unvorstellbare, ewige Jetzt.
Der ganze Himmel erwartet uns. Der Himmel ist kein Ort, sondern der, der uns seit Ewigkeit will, der unsere Seligkeit mit seiner Lebenshingabe erkauft hat, der uns jetzt mit offenen Armen heimführen will als sein eigen. Ein Menschenantlitz erwartet uns, das mehr als tausend Sonnen strahlt, uns anstrahlt, damit wir erfahren, unverstellt und unverhüllt, wie Gott uns – mich – jeden einzelnen Menschen seit Ewigkeit und in alle Ewigkeit liebt.
Gibt es einen einzigen Menschen, den nicht nach lauterer Liebe verlangt? Einer Liebe, die nichts für sich will, aber sich restlos verschwenden will an den, den sie liebt? Haben wir nicht alle die Vergänglichkeit, Brüchig-

keit, Begrenztheit menschlicher Liebe erfahren? Gibt es nicht allzu viele, die nie oder kaum Liebe erfahren, denen wir Liebe verweigert haben, die sie doch so lebensnotwendig brauchten? Deren Enttäuschung dann umgeschlagen ist in Haß, Bosheit und Verbrechen aller Art?

Der auferstandene Christus, der jeden Menschen erwartet, kennt unsere Lebensgeschichte. Er wird wiedergutmachen, wo wir aneinander schuldig geworden sind, was wir einander schuldig geblieben sind.

Lautere Liebe zieht jeden in ihren Bann. Vor ihr erkennen wir uns wie nie zuvor – ohne verzweifeln zu müssen. In ihrem Leuchten wird alles verglühen, was uns belastet, was uns schuldig gemacht hat. Im Feuer dieser Liebe werden wir ausgeglüht, entschlackt, geläutert, gereinigt. Das ist es, was wir Läuterungsort, Fegfeuer nennen; und es ist doch kein Ort und kein Feuer, sondern ein Antlitz, das uns anschaut, damit wir schauend und angeschaut im Austausch dieser Liebe selig sein können. Christus selbst wird unsere ganze Seligkeit sein.

Am Ende der Tage wird der Auferstandene in Herrlichkeit wiederkommen, um die ganze Schöpfung heimzuholen in die Vollendung. Wird dann nicht jedes Sterben *vor* diesem »großen offenbaren Tag« eine Vorwegnahme der Parusie, eine persönliche Wiederkunft des Herrn zu unserem »Geburtstag« ins ewige Leben? Gottes erbarmende Liebe ist immer und für jeden Menschen reines Geschenk, unkäuflich, unverdient, kostbarer als unser vergehendes Leben.

Was Sterben Sinn gibt

Gott schauen dürfen kostet das Leben.
Erst Leben aus Tod gibt Sterben Sinn.
Nur Leben jenseits von Tod nimmt dem Tod sein Gewicht.
Nur Leben, das anders ist als irdisches Leben, wiegt Tod auf.
Nur der Herr des Lebens kann Tote zu neuem Leben erwecken. »Der tot war und in alle Ewigkeit lebt«, erwartet uns alle zum Leben.
Wer Christus erwartet, den Erlöser unseres Leibes, wird Herrlichkeitsleben empfangen. Wer zum Auferstandenen aufbricht, gerät in den Lichtkreis des verherrlichten Herrn. Wer den Lebenden sucht, wird geblendet vom Leuchten seines Angesichtes.
Wer in die Ostermorgensonne hineingeht, läßt seinen Schatten hinter sich. Der lebenslange Hürdenlauf über den eigenen Schatten endet im Licht. Christus, unser Licht, nimmt uns mit, hüllt uns ein, verhüllt uns im Licht. Die Schatten des Todes kommen vom Licht, das den Sterbenden fortholt. Die Schatten im Herzen weisen ins Leben.
Wer zu Gott heimkehrt, kommt heim in den Ursprung. Wer heimkommt, wird schon erwartet zum Bleiben – in der Liebe bleiben – in Gott bleiben – verbunden mit allen. Wer heimkommt, lebt ohne Abschied, ohne alles, was trennt und entzweit und verletzt, weil nur Bleibendes gilt.
Im Sterben ist Leben Thema und Ziel. Der Sterbende läßt Tod hinter sich. Leben war lebenslang an Lassen gebunden. Das letzte Lassen mündet in die Voll-Endung des Lebens. Die Vollreife des Lebens geht durch Sterben hindurch. Die letzte Sterberate schenkt Leben in der

Auferstehung. Wenn unsere Lebenslinie hier endet, strahlt sie neu und unvergänglich auf in Gottes Hand.
Seit Ewigkeit sind wir in Gottes Hand geschrieben – unvergessen geliebt. Mag auch der Tod tagaus, tagein an meine Herzwand klopfen – er ist der Pförtner, der mir die Tür ins Leben öffnet. Mag auch tödliche Krankheit meine Lebenspläne vernichten – jetzt darf ich wissend und bewußt meiner endgültigen »Geburt« in Gottes Herrlichkeit entgegenwarten. Wenn der Herr mich erwartet, darf ich mich freuen: Endlich werde ich ganz Mensch sein – vollerlöst, heimgeholt in den anfanglosen Austausch der Liebe.
Geburt ist wie Tod – und Tod ist Geburt – beide sind Engpässe ins Leben. Sterben entschwert uns, Sterben nimmt uns allen Lebensballast. Wir werden in die Umlaufbahn dreifaltiger Liebe getragen.
Sterben erleben kann zur Aufforderung werden, selber Ballast abzuwerfen. Sterben kann uns selber unwichtiger, gewichtsloser machen. Sterben kann uns mitziehen ins Licht.
Sterben beendet die Fragen des Lebens. Gott selbst wird zur Antwort unseres Lebens. Er ist die Antwort ewig unbegreiflicher Liebe zu jedem von uns.
»Tod ich bin dein Tod« verkündet der Besieger des Todes, der Fürst des Lebens. Weil Christus, der Hingerichtete, lebt – werden auch wir bei ihm leben für immer. Weil Christus mein Leben ist – wiegt er den Tod auf. Weil Christus den Tod entmachtet hat – ist Sterben Gewinn.

Was unterscheidet das Sterben eines Christen vom Sterben der Nichtchristen?

Der Tod fragt nicht nach Herkunft und Glaubensbekenntnis. Der Tod kommt ungefragt, wenn Krankheit, Alter, Unfall oder Seuche ihm die Tür öffnen. Je nach Widerstandskraft oder Kräfteverfall kann er sich unbemerkt einschleichen – oder er wird mit Verwünschungen und Abwehr empfangen. Die Natur reagiert spontan, reflexartig. Der reflektierende Geist hinkt nach und versucht, das Geschehen zu steuern.
Der Mensch weiß, daß er stirbt. Sobald er seine letzte Stunde herankommen sieht, rollt der Lebensfilm im Zeitraffer vor ihm ab. Bewußt oder unbewußt, wird er seine Vergangenheit, seine Zukunft, das Morgen der Nächsten umkreisen. Wie er das tut, wie weit ihm das möglich ist, wird von seiner physischen wie geistigen Verfassung, von seinen Anlagen, von seiner Welt-Anschauung abhängen.
Stirbt ein Christ anders als ein Nichtchrist? Kann man das pauschal beantworten? Hängt das nicht wesentlich vom gelebten oder ungelebten Christsein ab? Sicher reicht ein Taufschein nicht aus, um christlich sterben zu können. Mögen auch fromme Sterbehelfer meinen, sie müßten jeden »Taufscheinchristen« zum Sakramentenempfang überreden, damit er wenigstens »nicht in die Hölle kommt«, damit er vorher noch »alles in Ordnung gebracht hat«. Kein Sterbebegleiter darf – und sei es auch in bester Absicht und noch so sanft – etwas erzwingen wollen, was der Betroffene ablehnt. Bei Langzeitkranken kann eine behutsame Hinführung aufs Sterben ein »Nachhilfeunterricht« sein und verschütteten Glauben freilegen. Aber auch hier darf die Not des Betreuers keine Kurzschlußreaktion auslösen.

Vielleicht gibt ein Sterbender der insistierenden Aufforderung zum Sakramentenempfang nach, nur um endlich in Ruhe gelassen zu werden. Das mag den Begleiter beruhigen, nicht aber den Sterbenden. Möglicherweise fühlt sich der Betreuer als »Seelenretter«. Doch der Sterbende erfährt das Geschehen vielleicht als Magie. Ihm ist das Geschehen nicht zugänglich, er kann gar nicht existentiell darauf antworten.

Wer meint, das Heil des Sterbenden hänge am Sakramentenempfang, der beschneidet Gottes Macht und Möglichkeiten, der verfügt über die letzte Freiheit des Menschen, der maßt sich an, zu wissen und zu bestimmen, wie Gott mit einem Sterbenden ins Gespräch kommen soll. Doch Gott weiß besser, wie er einen »Abständigen« – wie wir sagen – behandeln, abholen muß. Ihm fällt bestimmt etwas ein, um dem Sterbenden den letzten Schritt in sein göttliches Erbarmen leichter zu machen.

Was aber ist, wenn der Sterbende recht und schlecht ein christliches Leben geführt hat? Welchen Vorsprung hat er vor anderen? Es ist *nicht* sein mehr oder weniger rechtschaffenes Leben. Es ist sein Glaube. Es sind die Zusagen der Frohen Botschaft. Es ist die gewachsene Gemeinschaft mit Christus. Wer nicht nur lückenlos und fehlerfrei sein Glaubensbekenntnis aufsagen kann, sondern weiß, was Gott für uns eingesetzt hat, um uns nach unserem Erdenleben unendlich glücklich zu machen, *der* weiß, daß das Eigentliche noch aussteht. Der weiß auch, daß er seine Vergänglichkeit gegen Gottes Ewigkeit eintauscht. Der Glaubende hat an sich selbst schon erfahren, was Erlösung, was Vergebung der Sünden und Frieden mit Gott und den Menschen in einem angefochtenen Leben bedeuten. Er verzagt nicht vor der Begegnung mit seinem Erlöser. Er weiß, daß Gott immer wieder verzeiht, daß er glücklich ist, uns von aller Schuld befreien zu können. Er weiß, daß das Gottesgericht für den Bekennenden Gnade bedeutet. Er weiß, daß im Tod des unschuldigen, sündelosen Erlösers auch *seine* Schuld mit der der ganzen Welt gestorben und begraben ist. Er weiß, daß in der Christusbegegnung im Tod seine Erlösung vollendet wird, weil Gott ihn dann aus aller Gefährdung hinübergeholt hat in das Reich der Liebe und des Lichtes.

Solches Wissen aus gelebter Glaubenserfahrung ändert nichts am physischen Zustand des Sterbenden. Aber sein Herz ist im Frieden. Es erwartet den nahen Herrn. Seine Hoffnung wird nicht enttäuscht werden. Darum kann ein Christ gelassener sterben, auch wenn er vielleicht – wie sein Erlöser am Kreuz – mit einem Schrei aushauchen wird. Er kann aufkommende Ängste dem Gekreuzigten anvertrauen. Er weiß sich von guten Mächten umgeben.

Auch ein Nichtchrist kann tief religiös sein. Auch er kann an ein Leben nach dem Tod glauben und das Gericht fürchten, das Gute belohnt und Böse bestraft. Aber er kennt nicht die Heilsbotschaft des menschgewordenen, eingeborenen Sohnes, er kennt nicht das Gericht seines Erbarmens und die Verheißungen unseres Lebens bei Gott.

Jesus selbst schildert das Sterbegeleit eines Armen im Gleichnis vom armen Lazarus. Der fromme Jude, der fromme Moslem, der fromme Heide, der fromme Buddhist werden nicht schlechter empfangen – nur wurden sie nicht *vorbereitet* auf das Geheimnis unserer Begegnung mit dem auferstandenen Herrn, dem der Vater das Gericht übergeben hat.

Alle müssen sterben, auch Menschen, die zeitlebens von Terminen, von Ehrgeiz, Macht- und Besitzgier gejagt wurden, Menschen, die nie Zeit hatten für Gott. Auch sie werden unvorbereitet und ungeschützt dem lebendigen Gott gegenüberstehen und erkennen, wie unwichtig das war, wofür sie ihr Leben eingesetzt haben, und wie allein das wichtig ist, was sie aus ihrem Gesichtsfeld verdrängt haben. Auch sie werden von der befreienden Wahrheit ergriffen, von der unvorstellbaren Liebe, die ein Gesicht hat und sie unendlich gütig anschauen wird.

Diese Gotteserfahrung im Tod läßt alle Visionen der Mystiker hinter sich. Denn hier vollzieht sich im Glutofen göttlicher Liebe Einung, die bleibt.

Kein Sterbebegleiter kann das Sterben eines Menschen, sei er gläubig oder ungläubig, beurteilen, weil er nur äußere Phasen des Sterbens wahrnehmen kann, weil ihm nur Sichtbares zugänglich ist. Was im Sterbenden vorgeht, erfahren wir nicht, es sei denn, er selbst teilte es mit.

Wir erleben leider auch nicht den Jubel der Engel über einen Sünder, der Buße tut (vgl. Lk 15,7); denn diese Sturzflut der Freude durchdringt nicht die Schallmauer unserer Welt. Wir müssen uns bescheiden mit dem Anblick eines verlöschenden Lebens, mit der Agonie eines tödlich Getroffenen. Weder Frömmigkeit noch Neugier öffnen uns einen Spalt in Gottes Bereich. Nur glaubend, nur betend dürfen auch wir mit hinübergehen in seine Herrlichkeit.

Selbst vom Messias, vom Gottesknecht, haben die Propheten gesagt, daß man seinen Anblick nicht ertragen konnte, daß man wegschauen mußte ob seines Aussehens. Die Jesusjünger haben sich vor diesem Anschauen gedrückt und sind in Deckung gegangen. Nur die Frauen haben bei dem zerschundenen Jesus Sterbewache gehalten. Dieser Jesus ist nicht nur *für* alle gestorben, er stirbt auch *in* allen, weil er den Tod aller gestorben ist. Darum erwartet er uns als Lebender, um uns abzuholen zum Leben bei sich.

So trägt jedes Sterben vor und nach Christus das Siegel von Gottes eigenem Sterben. So ist jedes christliche Sterben und jedes Sterben von Nichtchristen aufgefangen von Christus, der am Kreuz seinen sterblichen Leib für alle Menschen dahingegeben hat und der alle Menschen mit eingeschlossen hat in seinen erlösenden Tod. Als Siegesbeute nimmt er uns mit zu seinem und unserem Gott, zu seinem und unserem Vater, damit Gott alles in allem sei.

Warum werden wir vor Sterbenden hilflos?

Das Wissen vom unausweichlichen Tod ist etwas anderes, als das Sterben eines Menschen konkret zu erleben. Zuschauen, wie ein Mensch leicht oder schwer, »fromm« oder »unfromm«, gelassen oder sich wehrend sein Leben aushaucht, geht einem nach und fordert heraus. Auf einmal sind wir selbst einbezogen in diesen Sterbeprozeß, ohne darauf vorbereitet zu sein. Denn nur wenige haben sich schon ihrem eigenen Sterben gestellt. Wir sind erschüttert, vielleicht auch entsetzt oder wie gelähmt von diesem hautnahen Ereignis.
Bei Filmdokumentationen aus Katastrophen- und Hungergebieten reagieren wir meist mit einem kurzen Schauder und unbewußt mit der Genugtuung, selbst nicht betroffen zu sein. Am Sterbebett eines Menschen ist das anders. Da können wir nicht mehr ausweichen. Da können wir nicht ab- und ausschalten. Da erhalten wir Anschauungsunterricht.
Dennoch stirbt jeder Mensch seinen eigenen Tod. Jeder stirbt anders. Gerade im Sterben kommt unsere Einmaligkeit wieder zu ihrem Recht. Mag der Sterbende auch vorher nur ein Rädchen in einer Maschine gewesen sein, eine Nummer, die ausgetauscht werden kann – im Tod ist er der, dem Gott einen Namen gegeben hat, der nun von seinem Vollender aufgerufen wird.
Die Beistehenden erleben, wie Leben aufhört, wie es erlischt gleich einer Flamme, die keine Nahrung mehr hat. Ein Sterbender hat sich von uns entfernt. Der Abstand vergrößert sich. Sein Blick erreicht uns nicht mehr. Unsere Belange sind ihm jetzt belanglos geworden. Vielleicht lösen seine großen fragenden Augen in uns Fragen aus nach dem Woher und Wohin. Sie stellen

unser geregeltes Leben in Frage. Verdrängtes steht in uns auf und bedrängt uns: alter Unfriede, vergrabene Schuld, Angst vor einer letzten Instanz, der man nichts vormachen kann, die über meine Vergangenheit urteilen und über meine Zukunft entscheiden wird.
Die einen nehmen die Herausforderung an und leben fortan mit dieser Sterbeerfahrung. Sie stellen ihren Kompaß auf das Ziel ein. Andere wollen vom Sterben nichts wissen und fliehen schon vor dem Gedanken an den eigenen Tod. Sie entfliehen sich selbst und verspielen die Chance, die ihrem Leben eine Wende gebracht hätte.

Will der Sterbende das Gespräch?

Meist fühlt der Sterbende das herannahende Ende. Deshalb gehen der letzten Sterbephase meist Tage und Nächte voraus, in denen der Betroffene sein Leben noch einmal bedenkt. Dabei melden sich Fragen, Zweifel und Ängste, die alle Bereiche seines Lebens berühren. Weil die Zeit drängt, müssen sie dringend beantwortet werden. Erst dann kann der Sterbende die innere Ruhe finden, erst dann kann er sich sammeln für die Übergabe seines Lebens an Gott.

Eine ehrliche Rückschau wühlt auf: Unerledigtes, Verdrängtes, Schuldiggebliebenes meldet sich; aber auch Fragen bezüglich der weiteren Zukunft der anderen, Sorgen um die Entwicklung der Kinder, Ängste vor dem vernichtenden Tod, Ängste vor dem richtenden Gott...

Man sollte einen Sterbenden nicht gezielt fragen. Wer im Gespräch zu hören versteht, wird auch eine indirekte Bitte vernehmen und sich behutsam vortasten. Wenn der Sterbende mit äußerlichen Fragen beginnt, will er vielleicht Zeit haben für die zentralen. Wenn er im Zentrum beginnt, will er vielleicht seinen anderen Nöten und Fragen das Übergewicht nehmen. Das Zentrale weist ja allen anderen Fragen den richtigen Stellenwert zu.

In einem so wichtigen Gespräch ist der Gesprächspartner sehr gefordert. Er ist dem Sterbenden nur hilfreich, wenn er ihn dort abholt, wo er steht. Das bedeutet: Er muß seine Intelligenz, seine Bildung, seinen Beruf, seine Herkunft, sein Alter, sein Befinden berücksichtigen. Er muß sich der Persönlichkeit des Sterbenden anpassen. Er muß für jeden die gemäße Sprache und Ausdrucksweise finden. Der Sterbende muß das Gesagte begreifen, um es sich aneignen zu können. Er muß sich

in seinen konkreten Nöten und Fragen verstanden und angenommen fühlen.
Es reicht nicht, ihm Glaubenssätze zu präsentieren, die er schlucken soll, ohne sie verdauen zu können. Unverdauliches belastet ihn nur und mehrt seine Ängste. Nicht der Inhalt, wohl aber die Art der Darreichung müssen je neu bedacht und der je anderen Situation, dem je anderen Menschen zumutbar und angepaßt sein. Sterbende wollen bestätigt haben, daß sie jetzt sterben werden. Sterbende stellen theologische Fragen – mögen sie noch so einfältig formuliert sein. Sie wollen wissen, was sie erwartet. Sie wollen wissen, wer sie erwartet. Sie fragen nach Schuld und Gericht, Himmel, Hölle und Fegfeuer, nach der Lebensweise jenseits des Todes.
Sterbende wollen keine abstrakten Katechismusantworten, keine Lehrsätze. Der Befragte soll ihnen helfen, richtig, gut, gelassen sterben zu können. Sterbende erwarten vom anderen Lebens- und Sterbeerfahrung. Nur das wird ihm zur »Wegzehr«, die ihm Kraft zum Sterben gibt. Nur wer sich selbst dem eigenen Leben, dem eigenen Sterbenmüssen gestellt hat, kann anderen helfen beim Sterben. Sonst bietet er dem Sterbenden nur angelesenes Wissen an, Stroh, das nicht zum Leben und nicht zum Sterben taugt.
Wer aber Sterbenden Gottes Zusagen, Gottes Erbarmen so vermitteln kann, daß es wie Frühlingsregen sein Erdreich tränkt, der senkt ihm Frieden ins Herz. Wer aber in seiner letzten Sterbenot allein gelassen wird, wird zum Ausgestoßenen, an dem wir im entscheidenden, hilflosesten Augenblick seines Lebens schuldig geworden sind. Für solches Verhalten läßt Gott keine Ausrede gelten. Jesu Gleichnis vom guten Samariter ist unmißverständlich. Jesu Gerichtsrede bei Matthäus (25,31–46) macht uns bewußt, daß der Herr sich mit jedem der Hilfebedürftigen identifiziert. Unser eigenes Heil hängt an der vielfältigen Hilfe für andere.

Warum verweigern Angehörige oft den Zutritt des Geistlichen?

Die Angehörigen meinen oft: »Sobald ich den Sterbenden einem Geistlichen, einer Schwester aussetze, ist er für mich verloren. Ich habe ihn dadurch freigegeben zum Sterben. Aber ich möchte nicht, daß er/sie stirbt! Ich brauche den andern! Ich kann nicht weiterleben ohne den andern! Er darf einfach nicht fortgehen! Er darf mich nicht allein zurücklassen!«

Eine solche Haltung kann Sterben hinauszögern. Verhindern kann sie es nicht. Jedes Festhalten wird das Sterben erschweren. Solche Selbstsucht kann den Frieden des Sterbenden stören. Oft projizieren die Angehörigen auch ihr eigenes Begehren in den Sterbenden und versichern, auch er wolle um keinen Preis sterben; auch er wolle um jeden Preis so lange wie möglich am Leben erhalten werden – mag auch sein Zustand dem widersprechen.

Alles, was dem Sterbenden das Sterben noch schwerer macht, hat nichts mehr mit Liebe zu tun. Die Liebe zum Scheidenden darf nicht von Verlustangst und Wünschen besetzt sein. Denn Liebe will dem anderen wohl. Am Sterbebett ist ein Umdenken nicht zu erwarten. Um so mehr sollten die Lebenden lernen, sich selber dem Sterben zu stellen. Dann werden sie sich anders verhalten.

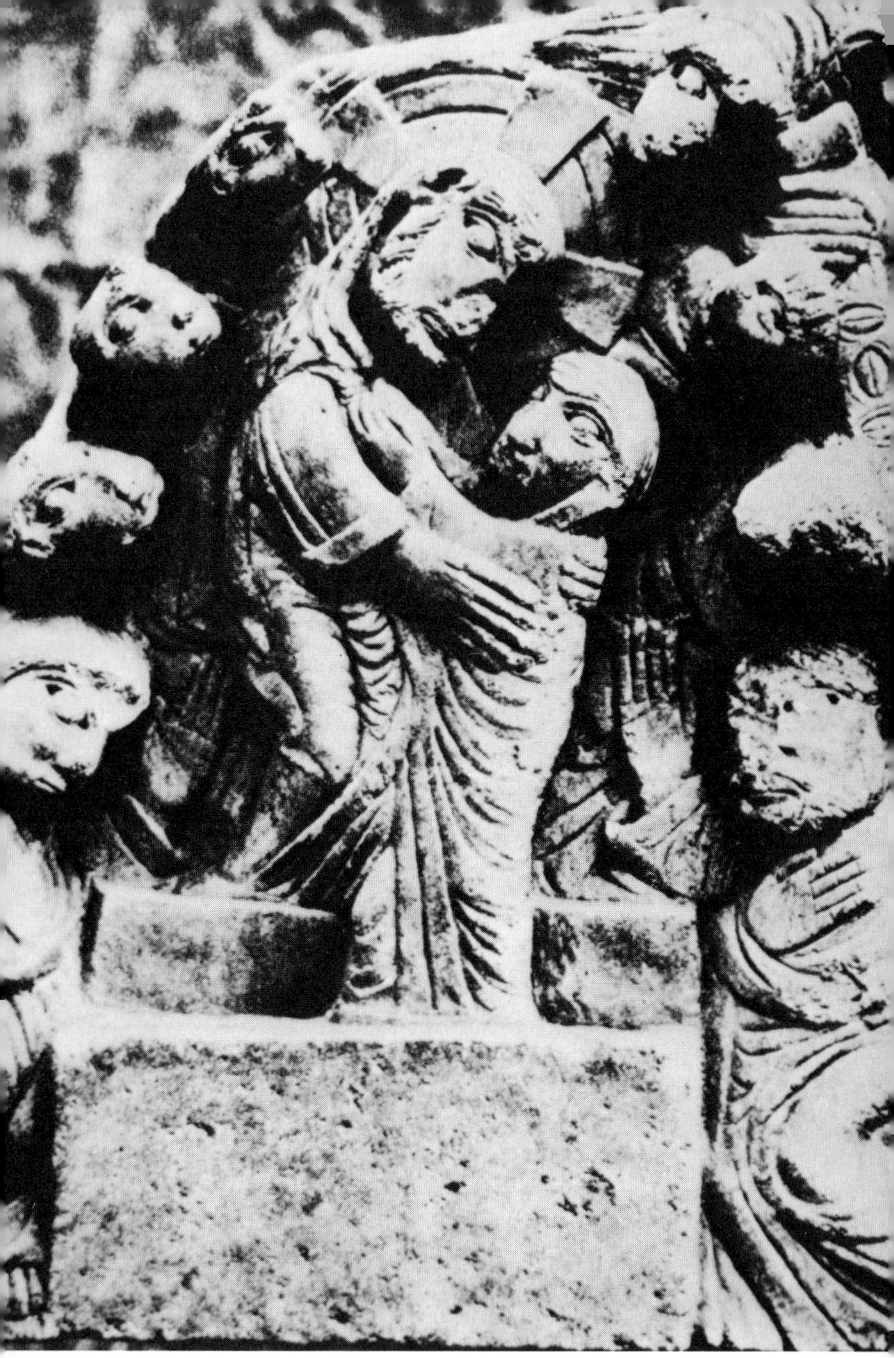

Um deinetwillen
ist die Aufnahme Mariens ein Fest.
Wie sie,
hole ich auch dich aus dem Grab.
Auch du sollst immer und ewig
bei mir selig sein.

Tympanon (Cabestany, um 1200)

Die Sterbebegleitung

Jeder Mensch stirbt allein. Nicht einmal Gott kann ihm das abnehmen. Allein vollzieht er den Schritt über die Schwelle, den Schritt vom Leben zum Tod.

Alle Lebenden, die anwesend sind, alle, die ihn auf seinem Sterbeweg begleiten, bleiben am Tor des Todes zurück. Das ist die Grenze, die sie nicht überschreiten können. Dadurch wird sie zur Grenze ihrer Sterbeerfahrung. Nur der Hinübergehende wird vom Leben eingeholt, das ihn im verherrlichten Christus erwartet.

Sterbebegleiter stehen im Dienst, sie tun *heiligen* Dienst. Ihr Diakonat vollzieht sich in der entscheidenden Phase des Lebens. Im Sterben hat irdisches Leben seine Grenze erreicht. Einem zu Ende gehenden Leben kann nichts hinzugefügt werden. Es ist abgeschlossen. Der Sterbende kann es nur noch als Gabe in Gottes Hände zurückgeben. Er kann sich nur noch in Gottes Erbarmen hineinstürzen. Wie in der Eucharistiefeier dem Diakon die Bereitung der Gaben zukommt, so darf auch der Sterbebegleiter »Gabenbereitung« vollziehen. Der Sterbende selbst ist die Gabe, die er für den Herrn zurichten darf. Christus, der ewige Hohepriester, nimmt sie in seine »heiligen und ehrwürdigen Hände« wie das Brot unserer Erde im Abendmahlssaal. Über diese Vergänglichkeit wird er sagen: »Das ist mein Leib.« Durch sein Wort geschieht, um was wir im dritten Hochgebet bitten: »Stärke uns durch den Leib und das Blut deines Sohnes und erfülle uns mit seinem Heiligen Geist, damit wir *ein* Leib und *ein* Geist werden in Christus. Er mache uns für immer zu einer Gabe, die dir wohlgefällt.« Neues ist geworden. Gottes Werdewort hat uns gleichgestaltet dem Leib seiner Herrlichkeit. Jetzt liegt Tod endgültig hinter uns. Gottes Schöpferwort hat die

Vernichtung im Tod aufgefangen. Er hat uns verwandelt zu unvergänglichem Leben bei Gott.
Das Diakonat der Sterbebegleitung kann nur in diesem Wissen würdig und recht vollzogen werden. Diese dienende Rolle ändert sich auch nicht, wenn mir der Heimgehende besonders nahe steht als Freund, als Vater, als Mutter, als Ehepartner, als Kind. Ob nah oder fern, ob bekannt oder unbekannt, ob jung oder alt, ob Mann oder Frau, ob Bruder, ob Schwester, ob mitten aus dem Leben gerissen oder langsam dahinsiechend: Meine persönlichen Erwartungen an den, der da stirbt, sind jetzt unwichtig, so sehr ich auch von meinen Vorstellungen besetzt sein mag. Nur mein Geleitschutz ist wichtig. Mit dem Sterbenden muß ich auf das nahe Ziel schauen, auf den kommenden Herrn. Am Ziel wartet der Herr auf den Sterbenden. Am Ziel erwartet der Sterbende seinen Erlöser. Christen erwarten ja nicht den Tod, sondern das Leben, den getöteten und auferstandenen Herrn.
Sterbebegleitung stellt hohe Ansprüche an mich, weil ich alle Wünsche, Hoffnungen und Fragen an den Sterbenden zurücknehmen muß. Ich muß meine ganze Liebe zu ihm übersteigen im Loslassen, im Freigeben, im Hergeben. Ich soll den Sterbenden Gott übergeben. Diese Herausforderung wird meine Beziehung zum Scheidenden freilegen. Das wird sie läutern und in eine bleibende Beziehung verwandeln.
Weil Sterbebegleitung bis zuletzt dem Menschen helfen soll, muß sie notwendig bis zum Aushauchen den ganzen Menschen einbeziehen in seinen geistigen wie leiblichen Bedürfnissen. Niemand darf das eine gegen das andere ausspielen und vernachlässigen. Deshalb muß jeder Sterbebegleiter bis zuletzt vom konkreten Menschen ausgehen: vom hier und jetzt Sterbenden. Das umschließt auch seine Vergangenheit, sein Niveau, seine Interessen, seine Gewohnheiten und Vorlieben.

Das umschließt gleicherweise sein Befinden, seine Belastbarkeit, seine Eigenart, seine Schmerzen, seinen Charakter, sein Bedürfnis nach Zärtlichkeit wie seine Scheu davor. Wir dürfen nicht eigene Gefühle und Bedürfnisse in den Sterbenden projizieren. Allein der Sterbende darf Bitten und Erwartungen äußern.
Wer auf den Herrn schaut, will nicht mehr Fragen beantworten, die uns unter den Nägeln brennen. Zeitliche Probleme sind Lebenden aufgetragen, nicht aber Sterbenden, die mitten im Aufbruch sind, diese Welt zu verlassen. Im Sterben erlöschen die Ansprüche der Lebenden.
Der Sterbende will in seinen Ursprung heimkehren. Deshalb hat jetzt nur noch Gott Anspruch auf ihn, der ihn im Tod erwartet, der mit offenen Händen sein Fallen auffangen wird. Deshalb bestimmt jetzt der Herr das Verhalten der Anwesenden. Der Herr selbst möchte *mit* dem Sterbenden und *zum* Sterbenden sprechen. Deshalb wird jeder Sterbebegleiter »Sprecher des Herrn«. Er soll dem Sterbenden Gottes Wort bringen, er soll ihm Gottes Verheißungen zusagen, er soll ihm Gottes Trost ins Herz träufeln. Mag der Sterbende auch nicht mehr ansprechbar und schon weit weg sein, er hört *alles.* Sobald der Auszug aus dieser Welt beginnt, ist das Herz hör- und aufnahmebereit wie nie zuvor. Schallmauern existieren nicht mehr.
Kein Gestorbener ist wieder gekommen. Keiner hat Kunde von Drüben gebracht, »nur der Sohn, der am Herzen des Vaters ruht«, der zu uns gesandt wurde, um Botschafter von Gottes guter Nachricht für uns zu sein. Wird dann Gottes Wort, das ihn selbst enthält, nicht unersetzbar in der Stunde des Hinübergangs, in der Stunde der schleierlosen Begegnung mit Gott?

Zum Schauen gerufen

Herr, laß dein Angesicht über mir leuchten! (Ps 4,7).
Wann darf ich kommen, und Gottes Antlitz schauen? (Ps 42,3).
Wir sind zum Schauen gerufen:
Zum Teilhaben – zum Eintauchen in Gottes Gesicht.
Vor diesem Ziel bekommt Schauen Entscheidungscharakter:
Was Gottes Antlitz verstellt, fordert meinen Verzicht.
Wir müssen uns einüben.
Alle Propheten, alle Gerechten wollten Gott von Angesicht zu Angesicht schauen.
Der Herr mußte es ihnen verwehren:
Sie wären sonst verglüht an seinem Herrlichkeitsglanz.
Während des Erdenlebens liegt Gottes Hand auf unseren Augen:
Wir sollten mit dem Herzen schauen – glauben.
Dann reifen wir für die Stunde, da Gott seine Hand von unserem Gesicht fortnehmen wird.
Dann werden wir ihn ohne Ende schauen von Gesicht zu Gesicht.
Dann werden wir schauend und angeschaut, teilhaben an seinem Herrlichkeitsglanz.
Dann sind wir am Ziel unserer Menschwerdung:
Eingeholt ins Innerste Gottes,
um Tag und Nacht ohne Ende sein Erbarmen zu preisen.

Behüte uns, Herr, wie den Augapfel,
wie den Stern des Auges!
Herr, ich möchte dein Angesicht schauen,
ich möchte mich satt sehen an deiner Gestalt,
wenn ich erwache bei dir (vgl. Ps 17,8.15).

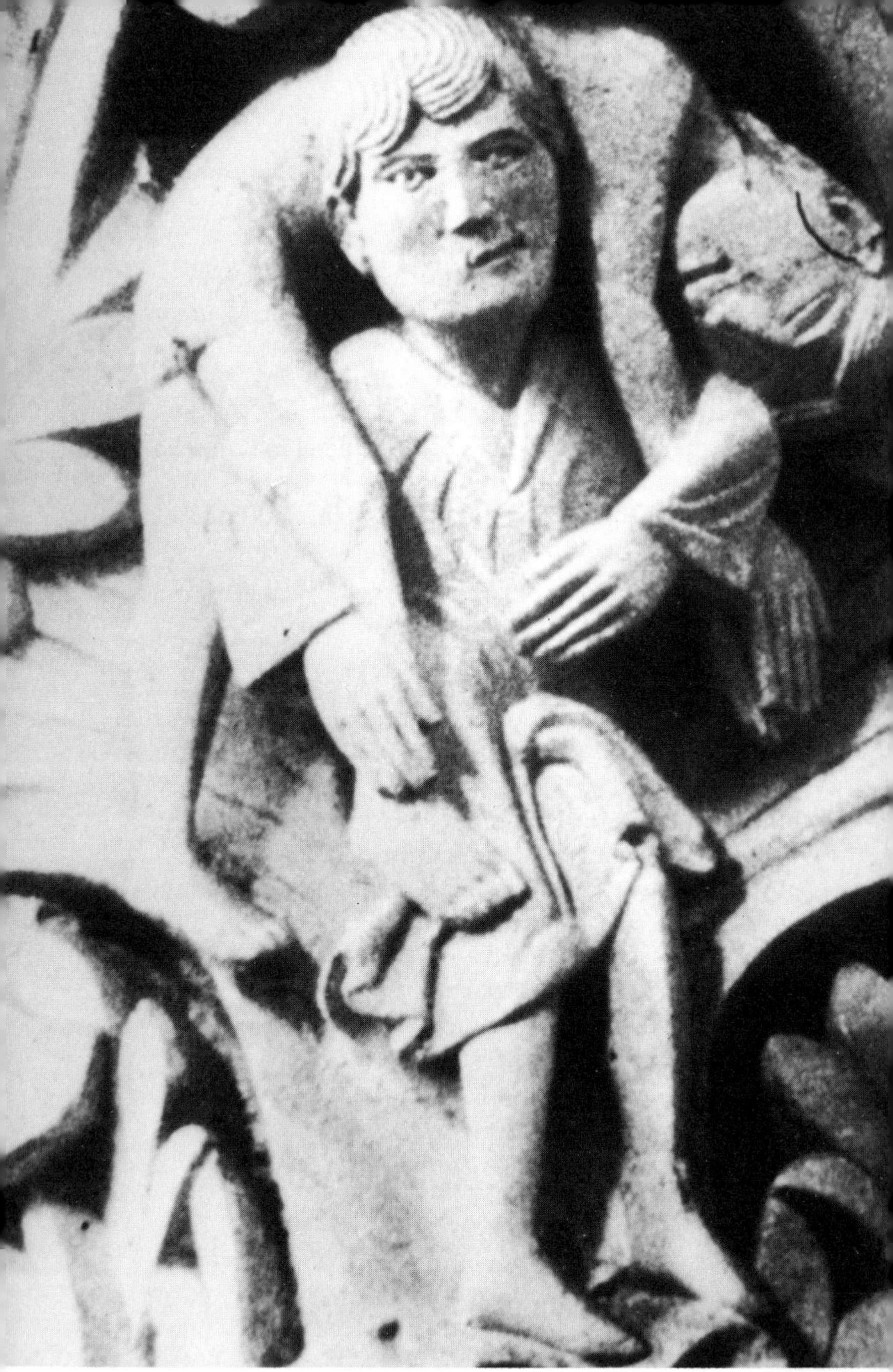

Ich bin der Gute Hirt.
Ich gehe dem Verirrten nach.
Ich gab mein Leben für dich.
Auch du gehörst mir.
Ich will dich auf meine Schultern nehmen
und heimtragen.
Du brauchst nicht zu bangen.
Ich will dich retten.

Der Gute Hirte von Vezelay, 12. Jh.

Schrifttexte zur Bereitung aufs Sterben

Der Herr sagt: »Ich bin die Auferstehung und das Leben. Wer an mich glaubt, wird leben, auch wenn er stirbt, und jeder, der lebt und an mich glaubt, wird auf ewig nicht sterben« (Joh 11,25).

Der Herr sagt: »Wer mein Wort hört und dem glaubt, der mich gesandt hat, hat das ewige Leben; er kommt nicht ins Gericht, sondern ist vom Tod ins Leben hinübergegangen« (Joh 5,24).

Der Herr sagt: »Wer glaubt, hat das ewige Leben« (Joh 6,47).

Der Herr sagt von sich: »Der Menschensohn muß erhöht werden, damit jeder, der an ihn glaubt, in ihm das ewige Leben hat« (Joh 3,15).

Der Herr sagt als Guter Hirt von seinen Schafen: »Meine Schafe hören auf meine Stimme; ich kenne sie, und sie folgen mir. Ich gebe ihnen ewiges Leben. Sie werden niemals zugrunde gehen, und niemand wird sie meiner Hand entreißen« (Joh 10,27–28).

Jesus sagt: »... Wenn die Menschen von den Toten auferstehen, werden sie nicht mehr heiraten, sondern sie werden sein wie die Engel im Himmel. Daß aber die Toten auferstehen, habt ihr das nicht im Buch des Mose gelesen, in der Geschichte vom Dornbusch, in der Gott zu Mose spricht: Ich bin der Gott Abrahams, der Gott Isaaks und der Gott Jakobs? Er ist doch nicht ein Gott von Toten, sondern von Lebenden« (Mk 12,25–27).

Jesus sagt: »Ich bin das lebendige Brot, das vom Himmel herabgekommen ist. Wer von diesem Brot ißt, wird in Ewigkeit leben ... Wer mein Fleisch ißt und mein Blut trinkt, hat das ewige Leben, und ich werde ihn auferwecken am letzten Tag« (Joh 6,51.54).

Jesus sagt: »Wer mein Fleisch ißt und mein Blut trinkt, der bleibt in mir, und ich bleibe in ihm ... wie ich durch den Vater lebe, so wird jeder, der mich ißt, durch mich leben« (Joh 6,56–57).

Jesus sagt: »Wenn jemand an meinem Wort festhält, wird er auf ewig den Tod nicht schauen« (Joh 8,51).

Jesus sagt: »Wie der Vater die Toten auferweckt und lebendig macht, so macht auch der Sohn lebendig, wen er will« (Joh 5,21).

Jesus sagt: »Die Stunde kommt, und sie ist schon da, in der die Toten die Stimme des Sohnes Gottes hören werden, und alle, die sie hören, werden lebendig« (Joh 5,25).

Jesus betet zum Vater: »Du hast ihm Macht über alle Menschen gegeben, damit er allen, die du ihm gegeben hast, ewiges Leben schenkt. Das ist das ewige Leben: dich, den einzigen wahren Gott, zu erkennen und Jesus Christus, den du gesandt hast« (Joh 17,2–3).

Der Herr spricht: »Ich bin der Weg und die Wahrheit und das Leben; niemand kommt zum Vater außer durch mich« (Joh 14,6).

Der Herr sagt: »Wenn das Weizenkorn nicht in die Erde fällt und stirbt, bleibt es allein; wenn es aber stirbt, bringt es viele Frucht« (Joh 12,24).

Der Herr sagt: »Folge mir nach; laß die Toten ihre Toten begraben!« (Mt 8,22).

Die Evangelisten bezeugen: »Jesus ist von den Toten auferstanden« (vgl. Osterberichte).

In der »Geheimen Offenbarung« sagt der Erhöhte: »Ich war tot, doch nun lebe ich in alle Ewigkeit, und ich habe die Schlüssel zum Tod und zur Unterwelt« (Offb 1,18).

»Selig die Toten, die im Herrn sterben« (Offb 14,13).

»Der Tod wird nicht mehr sein« (Offb 21,4).

Paulus bekennt von Jesus: »Er hat dem Tod die Macht genommen und uns das Licht des unvergänglichen Lebens gebracht durch das Evangelium« (2 Tim 1,10).

Paulus bekennt: »Wir haben unser Todesurteil hingenommen, weil wir unser Vertrauen nicht auf uns selbst setzen wollten, sondern auf Gott, der die Toten auferweckt« (2 Kor 1,9).

Paulus bekennt: »Sein Tod soll mich prägen. So hoffe ich, auch zur Auferstehung von den Toten zu gelangen« (Phil 3,10).

Paulus bezeugt: »Wir wissen, daß der, welcher Jesus, den Herrn, auferweckt hat, auch uns mit ihm auferwecken und zusammen mit euch vor sein Angesicht stellen wird« (2 Kor 4,14).

Paulus sagt: »Er hat uns mit Christus auferweckt und uns zusammen mit ihm einen Platz im Himmel gegeben« (Eph 2,6).

Paulus bekennt: »Wir wissen, daß Christus, von den Toten auferweckt, nicht mehr stirbt; der Tod hat keine Macht mehr über ihn« (Röm 6,9).

»Wenn wir ihm gleichgeworden sind in seinem Tod, dann werden wir mit ihm auch in seiner Auferstehung vereinigt sein« (Röm 6,5).

»Wir sind mit Gott versöhnt worden durch den Tod seines Sohnes«, sagt Paulus im Römerbrief 5,10.

Paulus sagt: »Der Lohn der Sünde ist der Tod, die Gabe Gottes aber ist das ewige Leben in Christus Jesus, unserem Herrn« (Röm 6,23).

»Weder Tod noch Leben ... können uns scheiden von der Liebe Gottes, die in Christus Jesus ist, unserem Herrn« (Röm 8,38–39).

»Daran haben wir die Liebe erkannt, daß Er sein Leben für uns hingegeben hat. So müssen auch wir für die Brüder das Leben hingeben« (1 Joh 3,16).

»Er wird euren sterblichen Leib lebendig machen durch seinen Geist, der in euch wohnt« (Röm 8,11).

»Seine Verheißung an uns ist das ewige Leben« (1 Joh 2,25).

»Die Liebe Gottes wurde unter uns dadurch offenbart, daß Gott seinen einzigen Sohn in die Welt gesandt hat, damit wir durch ihn leben« (1 Joh 4,9).

»Christus ist gestorben und lebendig geworden, um Herr zu sein über Tote und Lebende« (Röm 14,9).

»Wenn Jesus gestorben und auferstanden ist, dann wird Gott durch Jesus auch die Verstorbenen zusammen mit ihm zur Herrlichkeit führen« (1 Thess 4,14).

»Wenn wir mit Christus gestorben sind, werden wir auch mit ihm leben« (2 Tim 2,11).

»Keiner von uns lebt sich selber, und keiner stirbt sich selber: Leben wir, so leben wir dem Herrn, sterben wir, so sterben wir dem Herrn. Ob wir leben oder ob wir sterben, wir gehören dem Herrn« (Röm 14,7–8).

Paulus hat erfahren: »Nicht mehr ich lebe, sondern Christus lebt in mir. Soweit ich aber jetzt noch in der Welt lebe, lebe ich im Glauben an den Sohn Gottes« (Gal 2,20).

»Für mich ist Christus das Leben und Sterben Gewinn« (Phil 1,21).

»Ihr seid gestorben, und euer Leben ist mit Christus verborgen in Gott. Wenn Christus, unser Leben, offenbar wird, dann werdet auch ihr mit ihm offenbar werden in Herrlichkeit« (Kol 3,3–4).

»Solange wir nämlich in diesem Zelt leben, seufzen wir unter schwerem Druck, weil wir nicht entkleidet, sondern überkleidet werden möchten, damit so das Sterbliche vom Leben verschlungen werde. Gott aber, der uns gerade dazu fähig gemacht hat, er hat uns auch als ersten Anteil den Geist gegeben« (2 Kor 5,4–5).

»In ihm leben wir, bewegen wir uns und sind wir« (Apg 17,28).

»Leben und Tod, Gegenwart und Zukunft: alles gehört euch; ihr aber gehört Christus, und Christus gehört Gott« (1 Kor 3,22–23).

»Wie in Adam alle sterben, so werden in Christus alle lebendig gemacht werden ... Denn er muß herrschen, bis Gott ihm alle Feinde unter die Füße gelegt hat. Der letzte Feind, der entmachtet wird, ist der Tod« (1 Kor 15,22.25–26).

»Auch das, was du säst, wird nicht lebendig, wenn es nicht stirbt. Und was du säst, hat noch nicht die Gestalt, die entstehen wird; es ist nur ein nacktes Samenkorn ... Gott gibt ihm die Gestalt, die er vorgesehen hat, jedem Samen eine andere ... So ist es auch mit der Auferstehung der Toten. Was gesät wird, ist verweslich, was auferweckt wird, unverweslich. Was gesät wird, ist armselig, was auferweckt wird, herrlich. Was gesät wird, ist schwach, was auferweckt wird, ist stark. Gesät wird ein irdischer Leib, auferweckt ein überirdischer Leib. Wenn es einen irdischen Leib gibt, gibt es auch einen überirdischen. So steht es auch in der Schrift: Adam, der erste Mensch, wurde ein irdisches Lebewesen. Der letzte Adam wurde lebendigmachender Geist ... Wie wir nach dem Bild des Irdischen gestaltet wurden, so werden wir auch nach dem Bild des Himmlischen gestaltet werden ... Wenn sich aber dieses Vergängliche mit Unvergänglichkeit bekleidet und dieses Sterbliche mit Unsterblichkeit, dann erfüllt sich das Wort der Schrift: Verschlungen ist der Tod vom Sieg. Tod, wo ist dein Sieg? Tod, wo ist dein Stachel?« (1 Kor 15,36–38.42–45.49.54–55).

»Immer tragen wir das Todesleiden Jesu an unserem Leib, damit auch das Leben Jesu an unserem Leib sichtbar wird. Denn immer werden wir, obgleich wir leben, um Jesu willen dem Tod ausgeliefert, damit auch das Leben Jesu an unserem sterblichen Fleisch offenbar wird« (2 Kor 4, 10–11).

»Treu ist Gott, durch den ihr berufen worden seid zur Gemeinschaft mit seinem Sohn Jesus Christus, unserem Herrn« (1 Kor 1,9).

»Ich habe den guten Kampf gekämpft, den Lauf vollendet, die Treue gehalten. Schon jetzt liegt für mich der Kranz der Gerechtigkeit bereit, den mir der Herr, der gerechte Richter, an jenem Tag geben wird, aber nicht nur mir, sondern allen, die sehnsüchtig auf sein Erscheinen warten« (2 Tim 4,7–8).

»Seht, wie groß die Liebe ist, die der Vater uns geschenkt hat: Wir heißen Kinder Gottes, und wir sind es... Jetzt sind wir Kinder Gottes. Aber was wir sein werden, ist noch nicht offenbar geworden. Wir wissen, daß wir ihm ähnlich sein werden, wenn er offenbar wird, denn wir werden ihn sehen, wie er ist« (1 Joh 3, 1–2).

»Ich bin überzeugt, daß die Leiden der gegenwärtigen Zeit nichts bedeuten im Vergleich zu der Herrlichkeit, die an uns offenbar werden soll« (Röm 8, 18).

»Wenn das Herz uns auch verurteilt, – Gott ist größer als unser Herz, und er weiß alles« (1 Joh 3,20).

»Er wird alle Tränen von ihren Augen abwischen: Der Tod wird nicht mehr sein, keine Trauer, keine Klage, keine Mühsal. Denn was früher war, ist vergangen. Er, der auf dem Thron saß, sprach: Seht, ich mache alles neu« (Offb 21,4–5).

Aus Psalmen zum Vorbeten

Ps 16

Behüte mich, Gott, denn ich vertraue dir.
Ich sage zum Herrn: »Du bist mein Herr;
mein ganzes Glück bist du allein.«
An den Heiligen im Lande, den Herrlichen,
an ihnen nur hab' ich mein Gefallen...
Du, Herr, gibst mir das Erbe
und reichst mir den Becher;
du hältst mein Los in deinen Händen.
Auf schönem Land fiel mir mein Anteil zu.
Ja, mein Erbe gefällt mir gut.
Ich preise den Herrn, der mich beraten hat.
Auch mahnt mich mein Herz in der Nacht.
Ich habe den Herrn beständig vor Augen.
Er steht mir zur Rechten, ich wanke nicht.
Darum freut sich mein Herz
und frohlockt meine Seele;
auch mein Leib wird wohnen in Sicherheit.
Denn du gibst mich nicht der Unterwelt preis;
du läßt deinen Frommen das Grab nicht schauen.
Du zeigst mir den Pfad zum Leben.
Vor deinem Angesicht herrscht Freude in Fülle,
zu deiner Rechten Wonne für alle Zeit.

Ps 17,15

Ich aber will in Gerechtigkeit
dein Angesicht schauen,
mich satt sehen an deiner Gestalt,
wenn ich erwache.

Ps 23

Der Herr ist mein Hirte,
nichts wird mir fehlen.
Er läßt mich lagern auf grünen Auen
und führt mich zum Ruheplatz am Wasser.
Er stillt mein Verlangen;

er leitet mich auf rechten Pfaden,
treu seinem Namen.
Muß ich auch wandern in finsterer Schlucht,
ich fürchte kein Unheil;
denn du bist bei mir,
dein Stock und dein Stab geben mir Zuversicht.
Du deckst mir den Tisch
vor den Augen meiner Feinde.
Du salbst mein Haupt mit Öl,
du füllst mir reichlich den Becher.
Lauter Güte und Huld werden mir folgen
mein Leben lang,
und im Hause des Herrn darf ich wohnen
für lange Zeit.

Ps 25
Zu dir, Herr, erhebe ich meine Seele.
Mein Gott, auf dich vertraue ich.
Laß mich nicht scheitern,
laß meine Feinde nicht triumphieren!
Denn niemand, der auf dich hofft, wird zuschanden;
zuschanden wird, wer dir schnöde die Treue bricht...
Zeige mir, Herr, deine Wege,
lehre mich deine Pfade!
Führe mich in deiner Treue und lehre mich;
denn du bist der Gott meines Heiles.

Ps 25, 5 ff
Auf dich hoffe ich allezeit.
Denk an dein Erbarmen, Herr,
und an die Taten deiner Huld;
denn sie bestehen seit Ewigkeit.
Denk nicht an meine Jugendsünden
und meine Frevel!
In deiner Huld denk an mich, Herr,
denn du bist gütig.
Gut und gerecht ist der Herr,
darum weist er die Irrenden auf den rechten Weg.
Die Demütigen leitet er nach seinem Recht,

die Gebeugten lehrt er seinen Weg.
Alle Pfade des Herrn sind Huld und Treue,
denen, die seinen Bund
und seine Gebote bewahren.
Um deines Namens willen, Herr, verzeih mir;
denn meine Schuld ist groß...

Ps 27
Der Herr ist mein Licht und mein Heil:
Vor wem sollte ich mich fürchten?
Der Herr ist die Kraft meines Lebens:
Vor wem sollte mir bangen?...
Nur eines erbitte ich vom Herrn,
danach verlangt mich:
Im Hause des Herrn zu wohnen
alle Tage meines Lebens,
die Freundlichkeit des Herrn zu schauen
und nachzusinnen in seinem Tempel...
Vernimm, o Herr, mein lautes Rufen;
sei mir gnädig und erhöre mich!...
Zeige mir, Herr, deinen Weg,
leite mich auf ebener Bahn trotz meiner Feinde!
Gib mich nicht meinen gierigen Gegnern preis;
denn falsche Zungen stehen gegen mich auf und wüten.
Ich aber bin gewiß, zu schauen
die Güte des Herrn im Land der Lebenden.
Hoffe auf den Herrn, und sei stark! Hab festen Mut, und hoffe auf den Herrn!

Ps 30
Ich will dich rühmen, Herr,
denn du hast mich aus der Tiefe gezogen
und läßt meine Feinde nicht über mich triumphieren.
Herr, mein Gott, ich habe zu dir geschrien,
und du hast mich geheilt.
Herr, du hast mich herausgeholt
aus dem Reich des Todes,
aus der Schar der Todgeweihten
mich zum Leben gerufen...

Höre mich, Herr, sei mir gnädig!
Herr, sei du mein Helfer!
Da hast du mein Klagen in Tanzen verwandelt,
hast mir das Trauergewand ausgezogen
und mich mit Freude umgürtet.
Darum singt dir mein Herz
und will nicht verstummen.
Herr, mein Gott, ich will dir danken
in Ewigkeit.

Ps 6
Herr, strafe mich nicht in deinem Zorn,
und züchtige mich nicht in deinem Grimm!
Sei mir gnädig, Herr, ich sieche dahin;
heile mich, Herr, denn meine Glieder zerfallen!
Meine Seele ist tief verstört.
Du aber, Herr, wie lange säumst du noch?
Herr, wende dich mir zu und errette mich,
in deiner Huld bring mir Hilfe!...
Ich bin erschöpft vom Seufzen,
jede Nacht benetzen Ströme von Tränen mein Bett,
ich überschwemme mein Lager mit Tränen.
Mein Auge ist getrübt vor Kummer,
ich bin gealtert wegen all meiner Gegner.
Weicht zurück von mir, all ihr Frevler;
denn der Herr hat mein lautes Weinen gehört.
Gehört hat der Herr mein Flehen,
der Herr nimmt mein Beten an...

Ps 32
Wohl dem Menschen, dem der Herr
die Schuld nicht zur Last legt
und dessen Herz keine Falschheit kennt.
Solang ich es verschwieg, waren meine Glieder matt,
den ganzen Tag mußte ich stöhnen.
Denn deine Hand lag schwer auf mir bei Tag und bei Nacht;
meine Lebenskraft war verdorrt wie durch die Glut des Sommers.
Da bekannte ich dir meine Sünde
und verbarg nicht länger meine Schuld vor dir.

Ich sagte: Ich will dem Herrn meine Frevel bekennen.
Und du hast mir die Schuld vergeben...

Ps 38,9ff
Kraftlos bin ich und ganz zerschlagen,
ich schreie in der Qual meines Herzens.
All mein Sehnen, Herr, liegt offen vor dir,
mein Seufzen ist dir nicht verborgen...
Herr, verlaß mich nicht,
bleib mir nicht fern, mein Gott!
Eile mir zu Hilfe, Herr, du mein Heil!

Ps 40,12ff
Du, Herr, verschließ mir nicht dein Erbarmen,
deine Huld und Wahrheit mögen mich immer behüten!...
Ich bin arm und gebeugt;
der Herr aber sorgt für mich.
Meine Hilfe und mein Retter bist du.
Mein Gott, säume doch nicht!

Ps 42,3ff
Meine Seele dürstet nach Gott,
nach dem lebendigen Gott.
Wann darf ich kommen und Gottes Antlitz schauen?...
Meine Seele, warum bist du betrübt
und bist so unruhig in mir?
Harre auf Gott; denn ich werde ihm noch danken,
meinem Gott und Retter, auf den ich schaue.

Ps 49,16
Doch Gott wird mich loskaufen aus dem Reich des Todes,
ja, er nimmt mich auf.

Ps 51,3ff
Gott, sei mir gnädig nach deiner Huld,
tilge meine Frevel nach deinem reichen Erbarmen!
Wasch meine Schuld von mir ab,
und mach mich rein von meiner Sünde!
Denn ich erkenne meine bösen Taten,

meine Sünde steht mir immer vor Augen.
Gegen dich allein habe ich gesündigt,
ich habe getan, was dir mißfällt...
Verbirg dein Gesicht vor meinen Sünden,
tilge all meine Frevel!
Erschaffe mir, Gott, ein reines Herz,
und gib mir einen neuen, beständigen Geist!
Verwirf mich nicht vor deinem Angesicht,
und nimm deinen heiligen Geist nicht von mir!...
Das Opfer, das Gott gefällt, ist ein zerknirschter Geist,
ein zerbrochenes und zerschlagenes Herz
wirst du, Gott, nicht verschmähen.

Ps 56, 4ff
An dem Tag, da ich mich fürchten muß,
setze ich auf dich mein Vertrauen.
Ich preise Gottes Wort.
Ich vertraue auf Gott und fürchte mich nicht.
Was können Menschen mir antun?...
Mein Elend ist aufgezeichnet bei dir.
Sammle meine Tränen in einem Krug,
zeichne sie auf in deinem Buch!...
Ich will dir Dankopfer weihen.
Denn du hast mein Leben dem Tod entrissen,
meine Füße bewahrt vor dem Fall.
So gehe ich vor Gott meinen Weg
im Licht der Lebenden.

Ps 57
Sei mir gnädig, o Gott, sei mir gnädig;
denn ich flüchte mich zu dir.
Im Schatten deiner Flügel finde ich Zuflucht,
bis das Unheil vorübergeht.
Ich rufe zu Gott, dem Höchsten,
zu Gott, der mir beisteht.
Er sende mir Hilfe vom Himmel...
Gott sende seine Huld und Treue.

Ps 62
Bei Gott allein kommt meine Seele zur Ruhe;
denn von ihm kommt meine Hoffnung.

Ps 63
Gott, du mein Gott, dich suche ich,
meine Seele dürstet nach dir. Nach dir schmachtet mein Leib
wie dürres, lechzendes Land ohne Wasser.
Darum halte ich Ausschau nach dir im Heiligtum,
um deine Macht und Herrlichkeit zu sehen.
Denn deine Huld ist besser als das Leben...
Ich denke an dich auf nächtlichem Lager
und sinne über dich nach, wenn ich wache.
Ja, du wurdest meine Hilfe...
Meine Seele hängt an dir, deine Rechte hält mich fest.

Ps 68, 20f
Gepriesen sei der Herr, Tag für Tag!
Gott trägt uns, er ist unsere Hilfe.
Gott ist ein Gott, der uns Rettung bringt,
Gott, der Herr, führt uns heraus aus dem Tod.

Ps 71
Herr, ich suche Zuflucht bei dir.
Laß mich doch niemals scheitern!
Reiß mich heraus und rette mich in deiner Gerechtigkeit,
wende dein Ohr mir zu und hilf mir!
Sei mir ein sicherer Hort, zu dem ich allzeit kommen darf.
Du hast mir versprochen zu helfen;...
Herr, mein Gott, du bist ja meine Zuversicht,
meine Hoffnung von Jugend auf...
Verwirf mich nicht, wenn ich alt bin,
verlaß mich nicht, wenn meine Kräfte schwinden.

Ps 73, 23ff
Du hältst mich an meiner Rechten.
Du leitest mich nach deinem Ratschluß
und nimmst mich am Ende auf in Herrlichkeit.
Was habe ich im Himmel außer dir?...

Auch wenn mein Leib und mein Herz verschmachten,
Gott ist der Fels meines Herzens und mein Anteil auf ewig...
Gott nahe zu sein ist mein Glück.
Ich setze auf Gott, den Herrn, mein Vertrauen.
Ich will all deine Taten verkünden.

Ps 77
Ich rufe zu Gott, ich schreie,
ich rufe zu Gott bis er mich hört.
Am Tag meiner Not suche ich den Herrn;
unablässig hebe ich nachts meine Hände...
Gott, dein Weg ist heilig.

Ps 86
Wende dein Ohr mir zu, erhöre mich, Herr!
Denn ich bin arm und gebeugt...
Weise mir, Herr, deinen Weg;
ich will ihn gehen in Treue zu dir...
Du hast mich den Tiefen des Totenreichs entrissen,
denn groß ist über mir deine Huld...
Du aber, Herr, bist ein barmherziger und gnädiger Gott,
du bist langmütig, reich an Huld und Treue.
Wende dich mir zu und sei mir gnädig,
gib deinem Knecht wieder Kraft.

Ps 90, 12. 17
Unsere Tage zu zählen, lehre uns!
Dann gewinnen wir ein weises Herz...
Es komme über uns die Güte des Herrn, unseres Gottes.

Ps 91, 9
Der Herr ist deine Zuflucht,
du hast dir den Höchsten als Schutz erwählt...
»Weil er an mir hängt, will ich ihn retten,
ich will ihn schützen, denn er kennt meinen Namen.
Wenn er mich anruft, dann will ich ihn erhören.
Ich bin bei ihm in der Not,
befreie ihn und bringe ihn zu Ehren.
Ich sättige ihn mit langem Leben
und lasse ihn schauen mein Heil.«

Ps 102
Herr, höre mein Gebet! Mein Schreien dringe zu dir.
Verbirg dein Antlitz nicht vor mir!...
Der Herr schaut herab aus heiliger Höhe,
vom Himmel blickt er auf die Erde nieder;
er will das Seufzen der Gefangenen hören
und alle befreien, die dem Tod geweiht sind,
damit sie den Namen des Herrn auf dem Zion verkünden
und sein Lob in Jerusalem.

Ps 116
Ich liebe den Herrn; denn er hat mein lautes Flehen gehört
und sein Ohr mir zugeneigt an dem Tag, als ich zu ihm rief.
Mich umfingen die Fesseln des Todes, mich befielen die Ängste
der Unterwelt, mich trafen Bedrängnis und Kummer.
Da rief ich den Namen des Herrn an: Herr, rette mein Leben!«
Der Herr ist gnädig und gerecht, unser Gott ist barmherzig.
Der Herr behütet die schlichten Herzen;
ich war in Not, und er brachte mir Hilfe.
Komm wieder zur Ruhe, mein Herz! Denn der Herr hat dir Gutes getan.
Ja, du hast mein Leben dem Tod entrissen, meine Tränen getrocknet,
meinen Fuß bewahrt vor dem Gleiten.
So gehe ich meinen Weg vor dem Herrn im Land der Lebenden...
Kostbar ist in den Augen des Herrn das Sterben seiner Frommen.

Ps 118,5f
In der Bedrängnis rief ich zum Herrn;
der Herr hat mich erhört und mich frei gemacht.
Der Herr ist bei mir, ich fürchte mich nicht.

Ps 121,2ff
Meine Hilfe kommt vom Herrn,
der Himmel und Erde gemacht hat.
Er läßt deinen Fuß nicht wanken;
er, der dich behütet, schläft nicht...

Der Herr behüte dich vor allem Bösen, er behüte dein Leben.
Der Herr behüte dich, wenn du fortgehst und wiederkommst,
von nun an bis in Ewigkeit.

Ps 126,5f
Die mit Tränen säen, werden mit Jubel ernten.
Sie gehen hin unter Tränen
und tragen den Samen zur Aussaat.
Sie kommen wieder mit Jubel und bringen ihre Garben ein.

Ps 130
Aus der Tiefe rufe ich, Herr, zu dir: Herr, höre meine Stimme!
Wende dein Ohr mir zu, achte auf mein lautes Flehen!
Würdest du unsere Sünden beachten,
Herr, wer könnte bestehen?
Doch bei dir ist Vergebung, damit man in Ehrfurcht dir dient.
Ich hoffe auf den Herrn, es hofft meine Seele,
ich warte voll Vertrauen auf sein Wort...
Denn beim Herrn ist die Huld, bei ihm ist Erlösung in Fülle.

Vater unser im Himmel,
geheiligt werde dein Name.
Dein Reich komme.
Dein Wille geschehe, wie im Himmel,
so auf Erden.
Unser tägliches Brot gib uns heute.
Und vergib uns unsere Schuld,
wie auch wir vergeben unseren
Schuldigern.
Und führe uns nicht in Versuchung,
sondern erlöse uns von dem Bösen.

Über Gottes und der Menschen Kunst

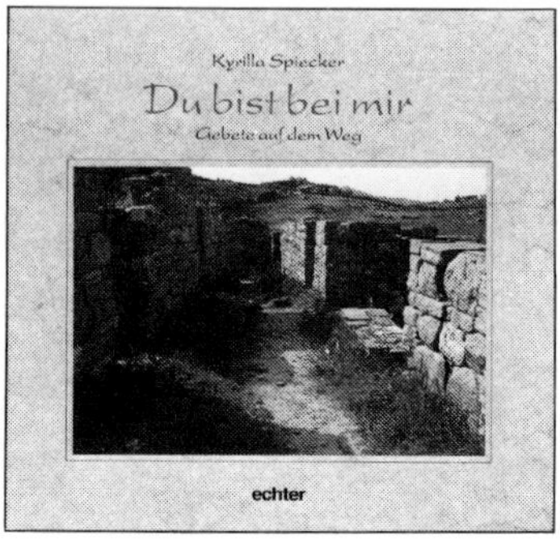

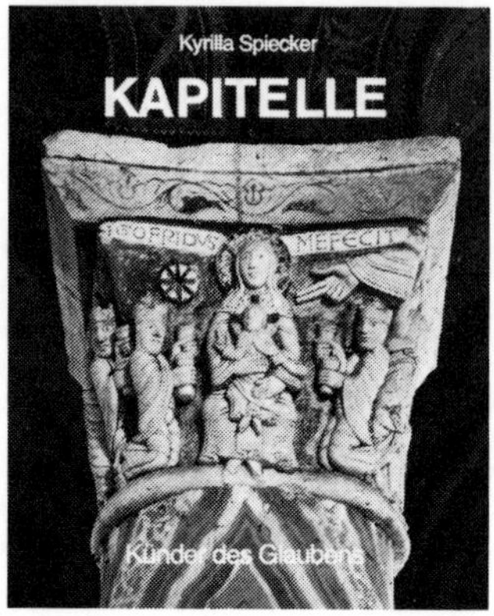

Mein Trost bist du

Gebete des Vertrauens.
48 Seiten, 22 Farbbilder. DM 24,80.

„Kyrilla Spiecker versteht es meisterhaft, die Naturaufnahmen zum Sprechen zu bringen. Jeder Text greift exakt das Bildmotiv auf, bringt es in Wort und verbindet es mit einer Bitte um Vertrauen. Kyrilla Spiecker zeigt so, wie aus alltäglichen Situationen und Beobachtungen Gebete erwachsen. Aufgrund der engen Bild-Textverbindung hebt sich dieser Band wohtuend von der Vielzahl dieser Art ab.“ *Literaturreport*

Du bist bei mir

Gebete auf dem Weg. 2. Auflage.
48 Seiten, 22 Farbbilder. DM 24,80.

„Kyrilla Spiecker hat 22 Farbbilder, die verschiedene Landschaften und Vegetationen darstellen, ausgewählt, um sie als Bild und Gleichnis für religiöse Erfahrungen anzuwenden. Die Auswahl allein zeigt schon einen subtilen, differenzierten Geschmack. Mit der ihr eigenen Fähigkeit des sprachlichen Ausdrucks läßt sie nun aus diesen Bildern Gebete strömen: Lob und Dank und Bitten, je nach dem Akkord, den das Bild angibt.“
Leo Ettlin, Schweizer. Kirchenzeitung

Kapitelle – Künder des Glaubens

96 Seiten, 21 Abbildungen. DM 26,–.

„Der Echter-Verlag legt hier in seiner gediegenen und wertvollen Kunstbuchproduktion ein schönes und meditatives Buch der bekannten spirituell-schriftstellerisch tätigen Ordensfrau Kyrilla Spiecker vor. Mit ausgesprochenem Qualitätsgefühl sind – meist französische oder katalonische – Skulpturkapitelle ausgewählt und mit guter theologischer und biblischer Kenntnis meditativ ausgedeutet.“
Johannes Emminghaus, Wien

Meine Gerechtigkeit – Du

Bilder und Meditationen zur Botschaft des Glaubens.
96 Seiten, 21 Abbildungen. DM 26,–.

„... ein Bekenntnis zu dem, der selber nicht auch noch einmal einem Gerechtigkeitsbegriff unterzuordnen ist, sondern die Fülle der Gerechtigkeit selber ist. Gerade weil die originellen Aufnahmen dieser Glaubensbilder eher den Protest und die Empörung dessen auslösen, der im Namen des Menschen Gerechtigkeit fordert, führen sie die Autorin über die Klischeevorstellungen von Gerechtigkeit hinaus zu dem, der den Grund aller Gerechtigkeit in seinem Wesen trägt, das auch auf krummen Zeilen gerade schreibt. Gerechtigkeit, die zutiefst Liebe und Erbarmen ist.“ *P. Justin Lang OFM*

echter

»echter«-Bücher bekommen Sie bei Ihrem Buchhändler!